W0376952

Yoga für die Faszien

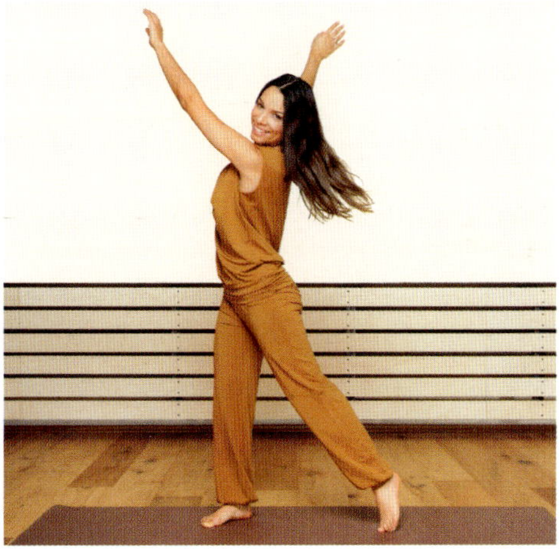

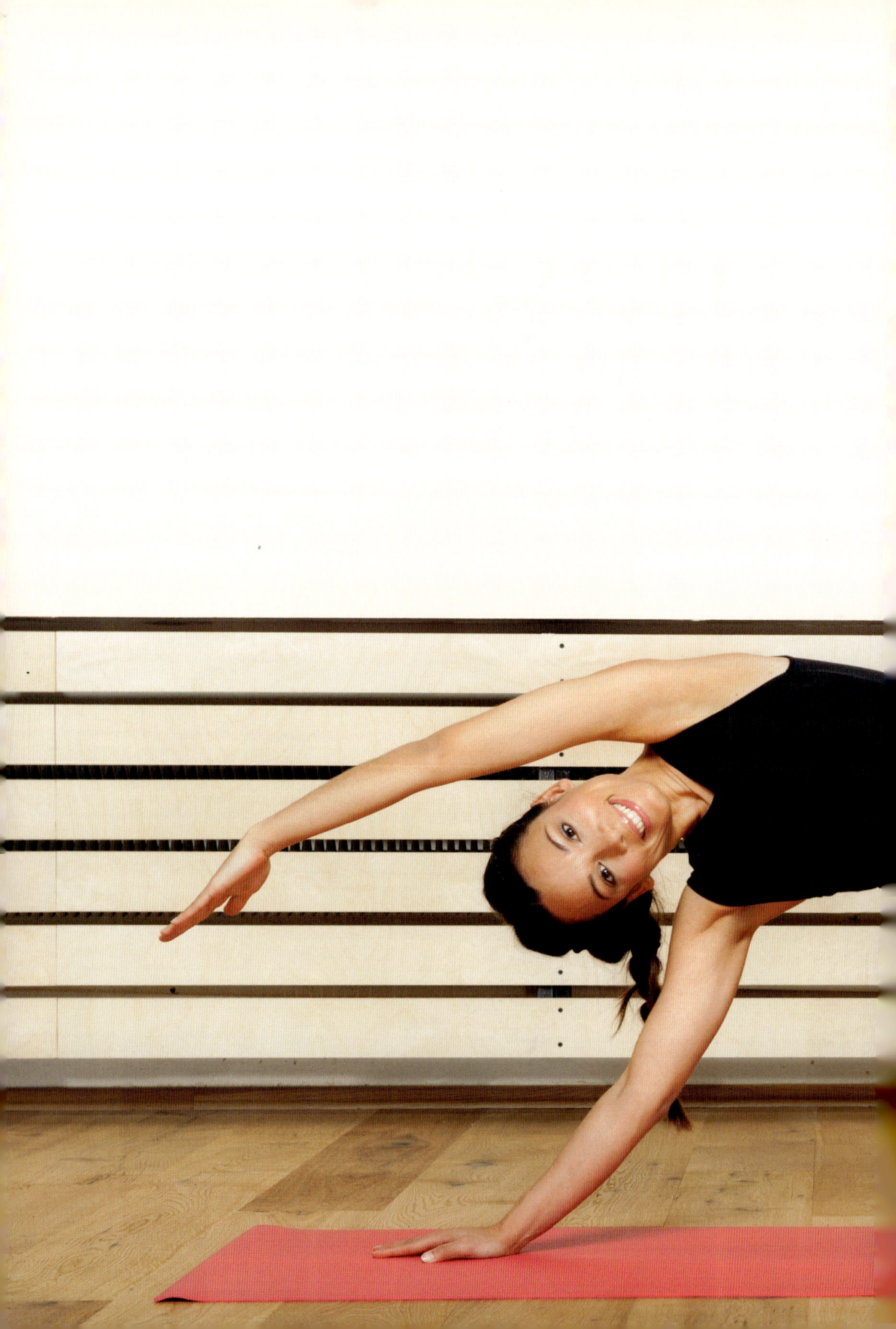

Amiena Zylla

Yoga für die Faszien

Übungen
für einen
geschmeidigen
Körper

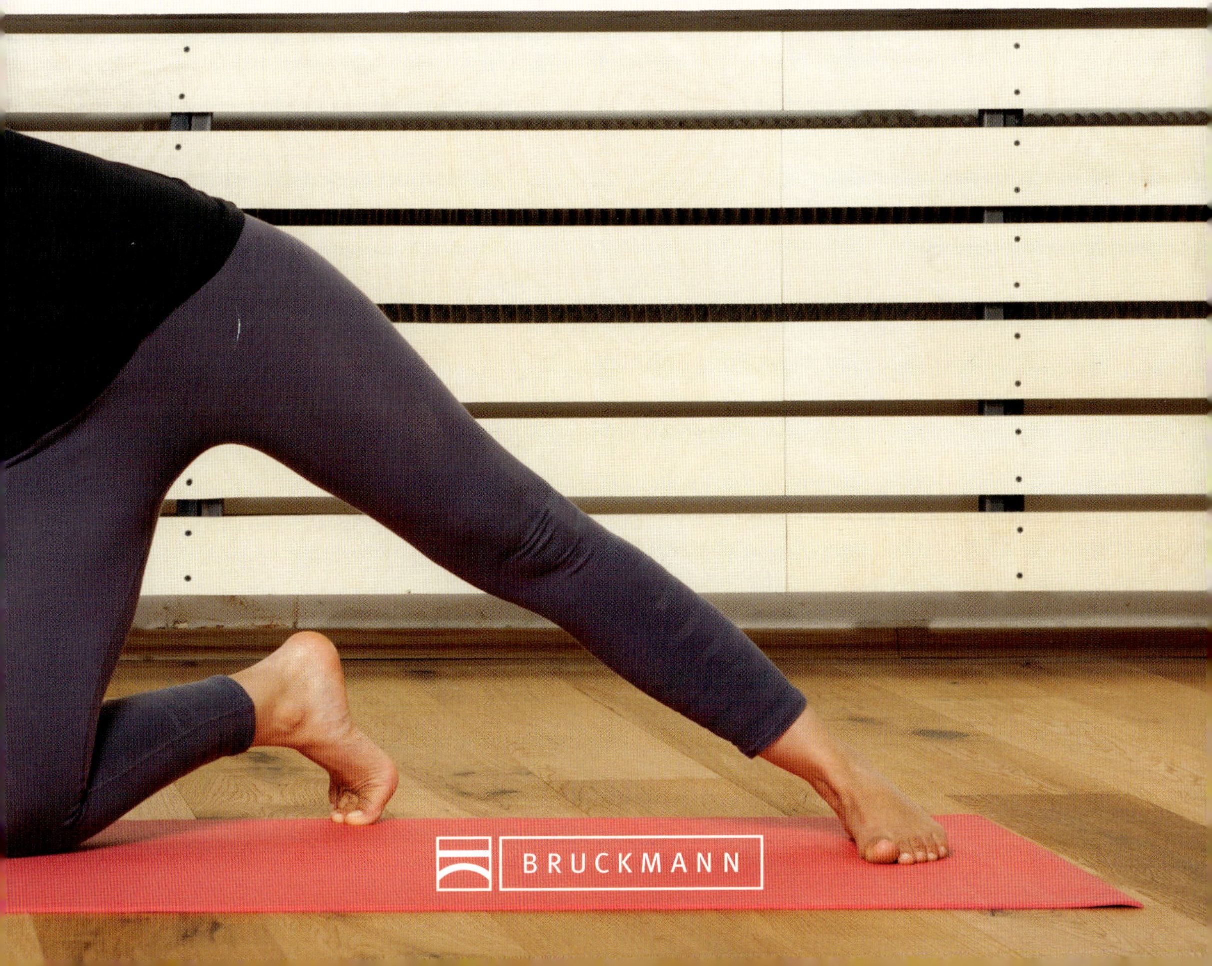

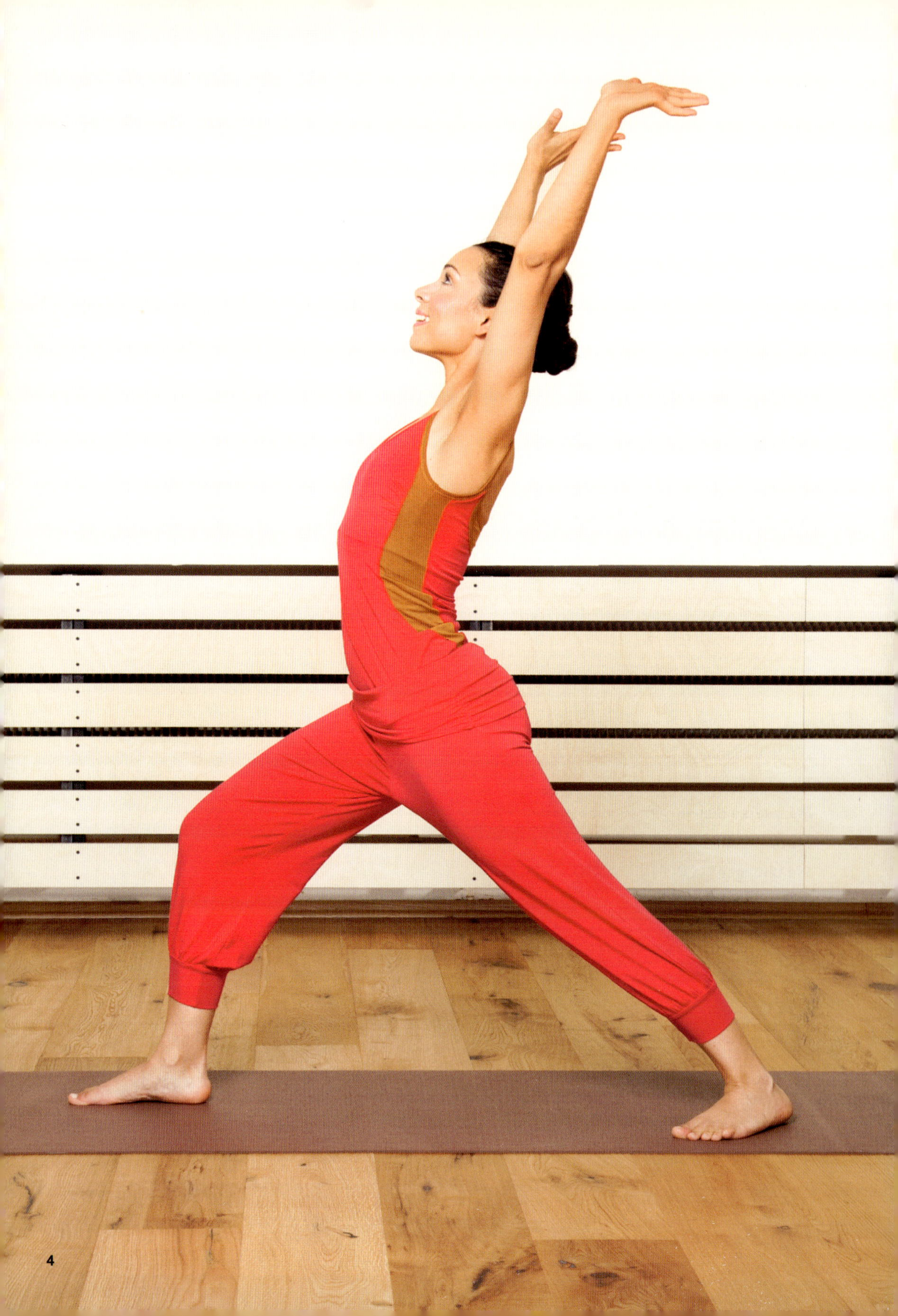

Inhaltsverzeichnis

Vorwort

Wenn Sie sich bei der Vielzahl der verfügbaren Yogabücher für dieses wunderbare Werk von Amiena Zylla entschieden haben, dann darf ich Ihnen von ganzem Herzen gratulieren. In diesem exzellenten und ästhetisch gestalteten Ratgeberbuch lernen Sie die Kunst des Yoga aus einer Ausrichtung kennen, die besonderen Wert legt auf das muskuläre Bindegewebe – die sogenannten Faszien. Hierbei sind nicht nur die weißfarbigen dünnen Muskelhüllen oder die Gelenkkapseln und deren Bänder gemeint, sondern das ganze – den Körper vom Scheitel bis zur Sohle umfassende und durchdringende – Netzwerk aus Kollagenfasern, das sich in der Entwicklungsgeschichte speziell durch Zugspannungen heraus gebildet hat. Erst in den letzten Jahren hat die medizinische Forschung erkannt, dass dieses körperweite Fasernetzwerk eine viel größere Bedeutung für unsere Körperhaltung und Gesundheit hat, als man üblicherweise zuvor angenommen hatte.

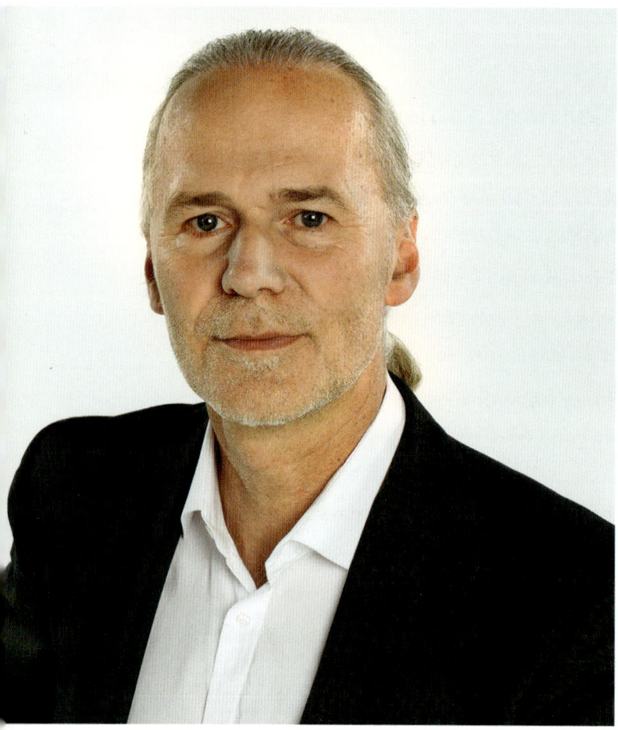

Faszienforscher Dr. Robert Schleip

Auf leicht verständliche und spielerische Weise erklärt Amiena Ihnen hierbei die Übungen. Amiena unterrichtet seit über 20 Jahren Yoga, Pilates und Tanz und ist eine der ersten YogalehrerInnen in Europa, die sich in den letzten Jahren auf Faszien-Yoga spezialisiert haben. Dabei geht sie von bekannten Yogaübungen aus, verlässt dann aber immer wieder die klassische Ausrichtung, um diese aus einer faszialen Perspektive zu erweitern.
Geschickt verknüpft sie hierbei die verschiedenen Faszienbahnen mit dazu passenden Yogabewegungen.

Da das körperweite Fasziennetzwerk nicht nur für die Übertragung von Zugspannungen wichtig ist, sondern als eines unserer reichhaltigsten Sinnesorgane eine fundamentale Basis für unsere Körperwahrnehmung bildet, hat Amiena die Übungen in diesem Buch wie eine Reise mit der Bahn aufgebaut, sodass Sie das Gefühl bekommen, beim Training Ihren eigenen Körper von innen wie eine Landkarte zu erkunden. Eine wirklich wunderbare Idee!

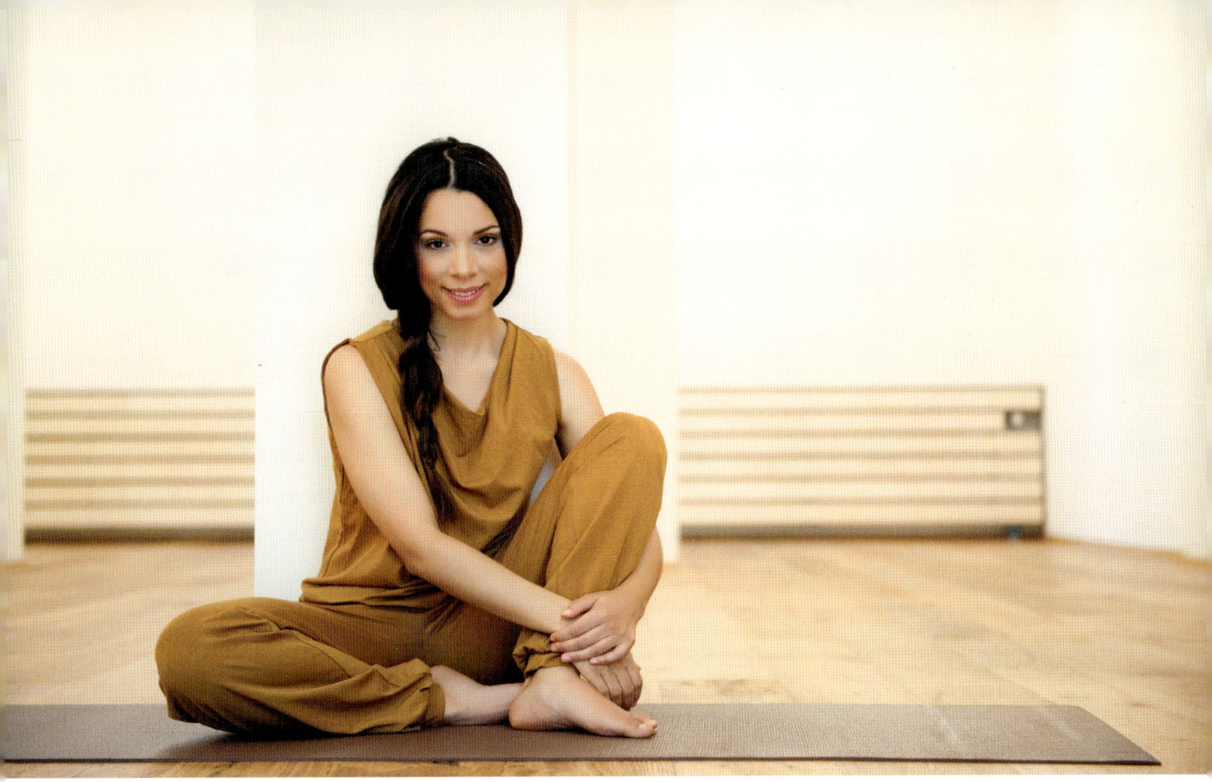

Faszien? Einfach faszinierend!

Die Faszienforschung ist inzwischen so weit, dass wir benennen können, welche Bewegungsstimulationen geeignet sind, um die Bindegewebszellen bei der Schaffung eines reißfesten und gleichzeitig elastischen und geschmeidigen faszialen Ganzkörperanzuges zu unterstützen. War lange Zeit zum Beispiel das Federn im Gesundheitssport verpönt, wissen wir jetzt, dass gerade das Federn geeignet sein kann, um nicht so sehr die roten Muskelfasern, sondern die weißfarbigen Kollagenfasern des Fasziennetzes zu stärken. Heute weiß man auch, dass die Faszien verfilzen, wenn man sie nicht genug stimuliert. Ähnlich wie unser Gehirn, das Futter braucht, um nicht einzurosten, möchten auch unsere Faszien auf eine adäquate Art gefordert werden. Auf diese Erkenntnisse geht Amiena auf verständliche und praktisch orientierte Weise ein.

Noch ein wohlmeinender Rat von meiner Seite: Lassen Sie das Training bitte langsam angehen. Das Kollagen in den Faszien baut sich nicht von heute auf morgen auf. Faszien sind eine Langzeitinvestition, die sich dafür über einen langen Zeitraum auszahlt. Sie werden dafür mit einem jugendlich-festeren Bindegewebe und einem geschmeidigeren Körper belohnt. Sorgen Sie dafür, dass Ihr Faszienanzug langfristig elastisch wird und bleibt. Amiena zeigt Ihnen, wie das geht und nimmt Sie hierzu mit auf eine faszinierende Reise. Gerne sende ich sowohl Amiena als auch Ihnen meine besten Glückwünsche hierfür.

Dr. Robert Schleip

Einleitung

Faszien? Faszinierend! Aber was ist denn das?

Fas-zi-en. Klingt eher nach einem Zungenbrecher als nach etwas, das sich in meinem Körper befinden soll. Mein Körper hat das bestimmt nicht. Das wüsste ich doch. Oder? Haben Sie schon einmal etwas von Bindegewebe gehört? Ha! Genau, das ist ein anderes Wort für Faszien.

Und warum heißt das nun Faszien und nicht Bindegewebe?

Bindegewebe, sind da nicht diese unschönen Dellen drin, die man immer loswerden möchte? Das muss so eine Fettschicht sein. Klingt nicht gut, oder?

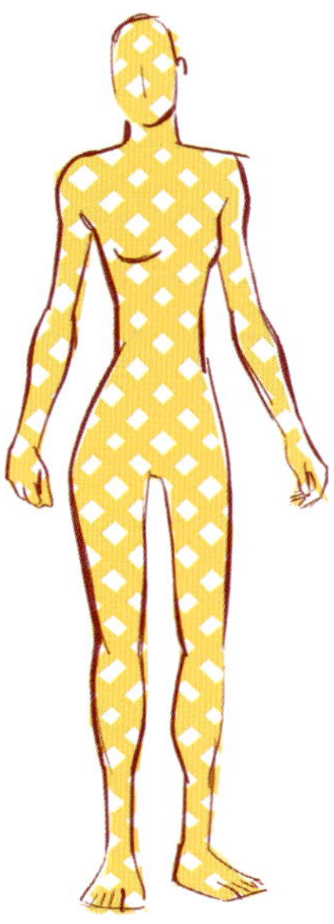

Spiderman-Anzug

In diesem Buch geht es um die Myo-Faszien, also um das muskuläre Bindegewebe (von myo = Muskel und Faszie = Bindegewebe). Sie ziehen sich wie ein Gerüst durch unseren gesamten Körper, umhüllen die Organe; sie sind die Sehnen, Bänder und Gelenkkapseln, die uns unsere persönliche Struktur und Form geben. Quasi ein Schutznetzwerk, das alles in uns zusammenhält.

Woraus bestehen Faszien?

Einfach ausgedrückt sind Faszien ein Gemisch aus Wasser und Proteinen. Je nachdem, wo sie sich befinden und welche Aufgabe sie an der entsprechenden Stelle haben, ist die Gewichtung anders. Proteine sind z.B. Kollagenfasern, die leicht dehnbar, aber trotzdem extrem stabil und vor allem reißfest sind. Ein anderes Protein ist das Elastin, das, wie der Name schon sagt, elastisch ist. Es kann sich bis auf seine doppelte Länge ausdehnen, bevor es reißt.

Man kann sich vorstellen, dass Kollagen und Elastin an unterschiedlichen Stellen benötigt werden. Unsere Blase freut sich z.B., wenn sie sich mit Hilfe vom Elastin ordentlich ausdehnen kann, wohingegen am Knochen das Kollagen mehr gefragt ist.

Gibt es verschiedene Faszienschichten?

Ja, grob gesagt gibt es zwei Schichten:

- Die *Fascia superficialis* ist die oberflächliche Faszienschicht. Sie befindet sich unter dem Unterhautfettgewebe.

- Die *Fascia profunda* ist die tiefere Faszienschicht. Sie befindet sich unter der zweiten Fettschicht und um die Muskulatur. Sie reicht sogar bis zur Knochenhaut.

Wie kann man sich diese Schichten vorstellen?
Ähnlich wie eine Schicht Spinnweben umschließen die Faszien die Organe. Sie ziehen sich wie ein riesiges Netz durch den ganzen Körper. Wie ein innerer Spiderman-Anzug bilden die Faszien dehnbares Gewebe in unserem Körper. Alles ist miteinander verbunden, alles ist eingepackt.

Was soll daran so faszinierend sein?
Dieses innere Netzwerk gibt uns unsere Form – unsere Haltung beruht auf den Faszien. Die Faszien bilden eine Art Ganzkörperorgan, wie ein eigenes Sinnesorgan, quasi ein »sechster Sinn«. 80 Prozent unserer Nervenendungen verlaufen durch dieses Netzwerk. Die Rezeptoren tragen zu unserer Feinwahrnehmung bei. Unser Gehirn lechzt nach den Infos, die von den Faszien kommen. Und natürlich sind die Faszien Hauptakteure in dem Theater, das wir »Bewegung« nennen. Ohne Faszien gibt es keine Bewegung, keine Haltung, kein gar nichts. Und das soll nicht faszinierend sein?

Warum muss man die Faszien fit halten?
Forscher haben festgestellt, dass z.B. Rückenschmerzen, Schulter- und Nackenbeschwerden oder Sportverletzungen oft nicht in den Muskeln liegen, sondern durch Verfilzungen und Verklebungen in den Faszien entstehen. Sogar Traumata, die psychisch bedingt sind, sitzen buchstäblich in Ihnen fest.

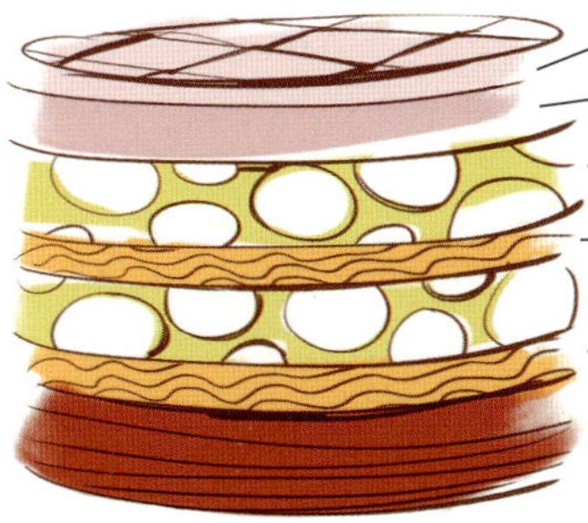

Querschnitt der Faszienschichten

Berührungen gehören zu den wichtigsten Faktoren für das menschliche Überleben, und so ist es wichtig, immer auch unseren Faszien ein paar Streicheleinheiten zu geben. Denn durch das Stimulieren der Faszien wird das Gewebe befeuchtet, und der Körper läuft wie geschmiert. Sie bleiben jung, fit und straff.

Und das geht mit Yoga?
Jawohl! Schon das klassische Yoga ist bestens dafür geeignet, die Faszien zu trainieren. In diesem Buch werden Sie Yogahaltungen kennenlernen, die die klassischen Ausrichtungen ein wenig verlassen, um so Ihren »Spiderman-Anzug« besser zu stimulieren und Ihnen die nötige Geschmeidigkeit für Ihren täglichen Einsatz als SuperheldIn zu gewährleisten.

Faszien-Yoga beschleunigt die Zellerneuerung und hält den Alterungsprozess auf, gerade, was die Steifigkeit betrifft. Ziel ist es, den Körper von Schmerzen zu befreien und ihn geschmeidig zu halten.

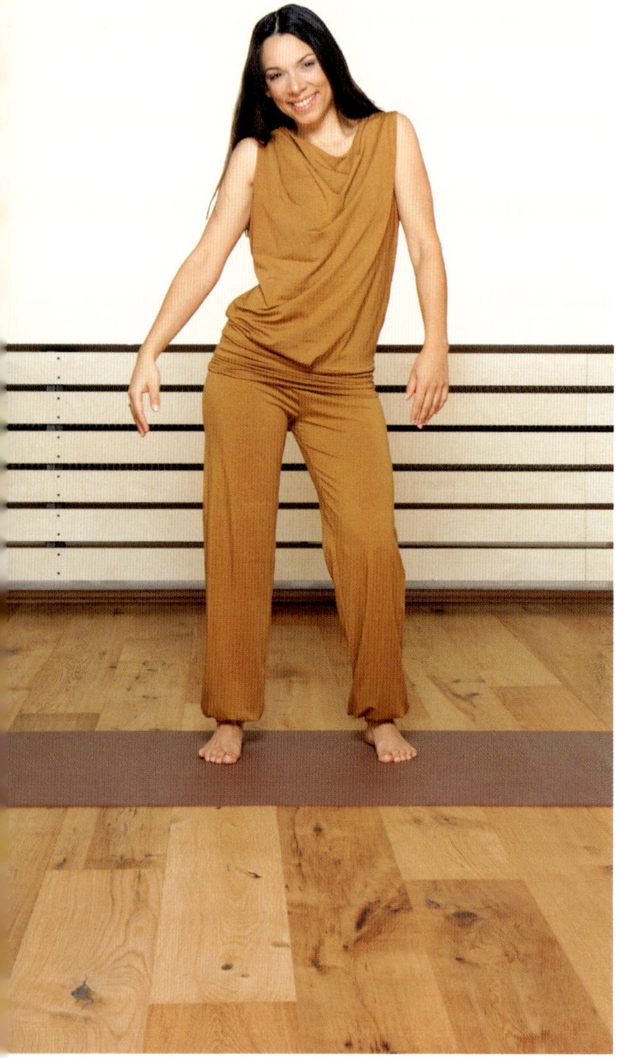

Einmal Durchschütteln, bitte!

Was mögen Faszien besonders gern?

Das Dehnen in verschiedene Richtungen, vor allem entlang der Faszienbahnen. Wenn man den Faszien keine Impulse gibt, wird ihnen langweilig. Das macht sie bockig, und dann verfilzen und verkleben sie. Mit Feder-, Schwung- und Katapultbewegungen kann man sie aber wieder aus der Reserve locken. Das geht sehr schön mit den Yogapositionen. Auch das Hineinschmelzen in eine Bewegung, wie beim Yin Yoga, lieben die Faszien.

Einmal Durchschütteln, bitte!

Schütteln Sie sich. Ja, genau. Stellen Sie sich hin und schütteln Sie sich. Überall. Die Arme, die Beine, den Bauch, den Kopf. Schütteln Sie, was das Zeug hält! Das macht den Faszien richtig Spaß, und Sie bekommen den Kopf frei, um vollkommen unbedarft die folgenden Kapitel zu lesen.

Machen Sie sich von den festgefahrenen Vorstellungen frei, und freuen Sie sich darauf, etwas Neues zu entdecken.

Schwingen bis zum Fliegen!

Das Schütteln hat Spaß gemacht, nicht wahr? Na, dann auf zum Schwingen. Auf dem Foto sehen Sie, wie es geht, aber das können Sie auch so, dazu brauchen Sie keine Anleitung von mir. Schwingen Sie einfach ganz unbeschwert fröhlich hin und her, lassen Sie Ihre Arme fliegen.

Zum Aufbau des Buchs

Was die Faszien sind, haben Sie nun gelernt. Jetzt geht es darum, dieses Wissen zu vertiefen und zu verfeinern.

Die Faszien verlaufen in Bahnen, die bis in Ihr tiefstes Inneres gehen. Mit den zentralen Bahnen werden wir uns auf den folgenden Seiten auseinandersetzen. Wenn Sie dann wissen, worum es in der Theorie geht, können wir uns der Praxis zuwenden.

Das erste Kapitel widmet sich der »Bahnreise«. Bei den dazugehörigen Übungen werden die gesamten Bahnen beansprucht, und mehrere Bewegungseinheiten werden zu einem »Flow« verbunden. Für Ihre Faszien bedeutet das Abwechslung, Überraschung und viel Dehnung. Sie reisen zunächst stehend. Ihr Körper wird lang gezogen, gestreckt und gebeugt. Dabei geht es nicht darum, einen neuen Rekord als Schlangenmensch aufzustellen – Sie machen jede Übung nur so weit, wie es Ihnen angenehm ist oder einen kleinen Tick weiter.

Anschließend haben Sie sich einen Sitzplatz verdient. Denn auch im Sitzen und Liegen lassen sich zahlreiche Flows ausführen, die Ihre Faszien in Verzückung geraten lassen.

Nach der Zugreise entlang der Faszienbahnen ist es Zeit für ein bisschen Elastizität. Ihre Faszien möchten hüpfen, federn und Katapultbewegungen ausführen. Die Proteine Kollagen und Elastin möchten beansprucht werden und zeigen können, was sie so alles draufhaben.

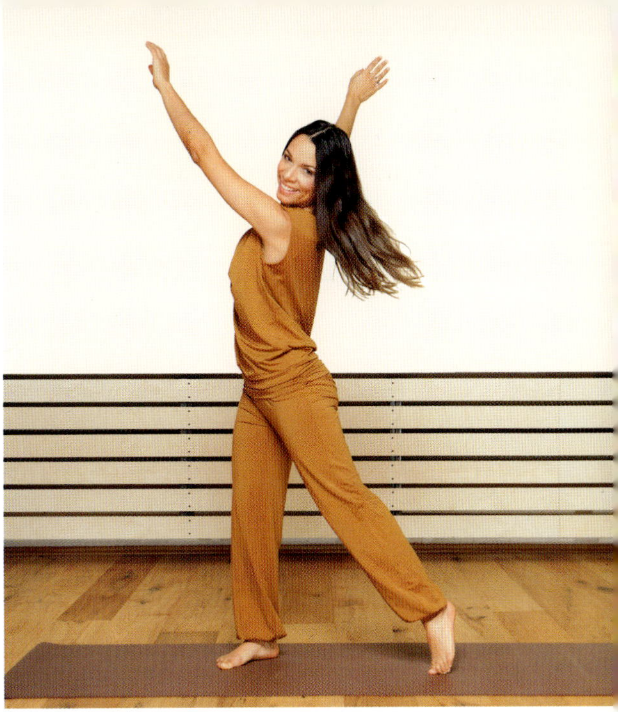

Schwingen bis zum Fliegen

Es folgt das Kapitel »Yin Yoga« – Übungen zum Dahinschmelzen, zum Abhängen, sinnliche Haltungen für die geschmeidige Optik ... Aber ich komme ins Schwärmen. In diesem Kapitel geht es also um Ihre Geschmeidigkeit in der Stille. Aufgebaut sind die Übungen entsprechend Ihren Faszienbahnen.

Abschließend folgen die Übungsprogramme. Sie bedienen sich aus allen Kapiteln, sodass alle Bereiche auf ihre Kosten kommen.

Es ist empfehlenswert, zunächst die ausführlichen Kapitel durchzuturnen, bevor Sie sich den Programmen zuwenden, sonst kommen Sie schon vom Hin- und Herblättern ins Schwitzen. Freunden Sie sich zuerst mit den Details an, bevor Sie sich an die allumfassenden Programme machen!

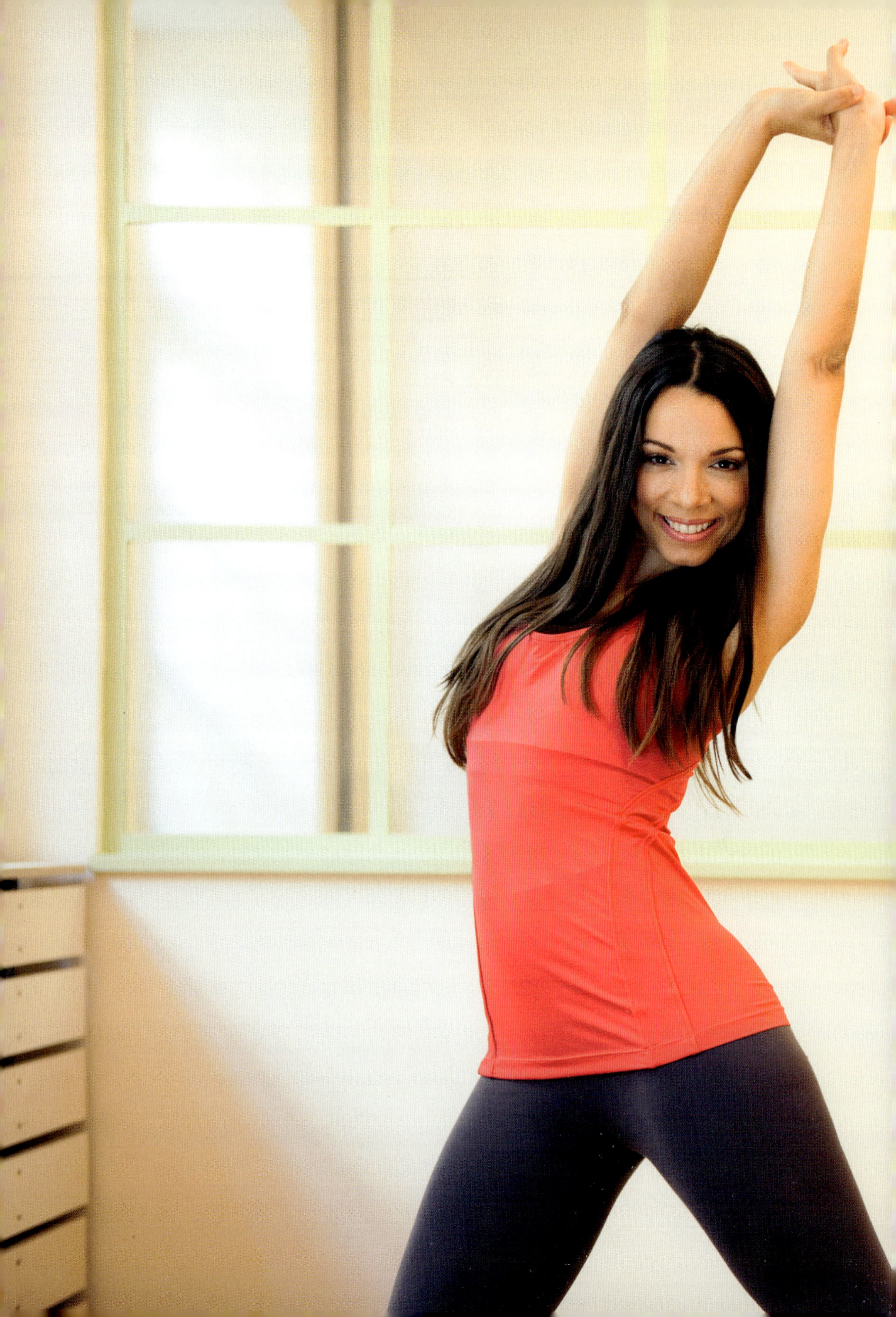

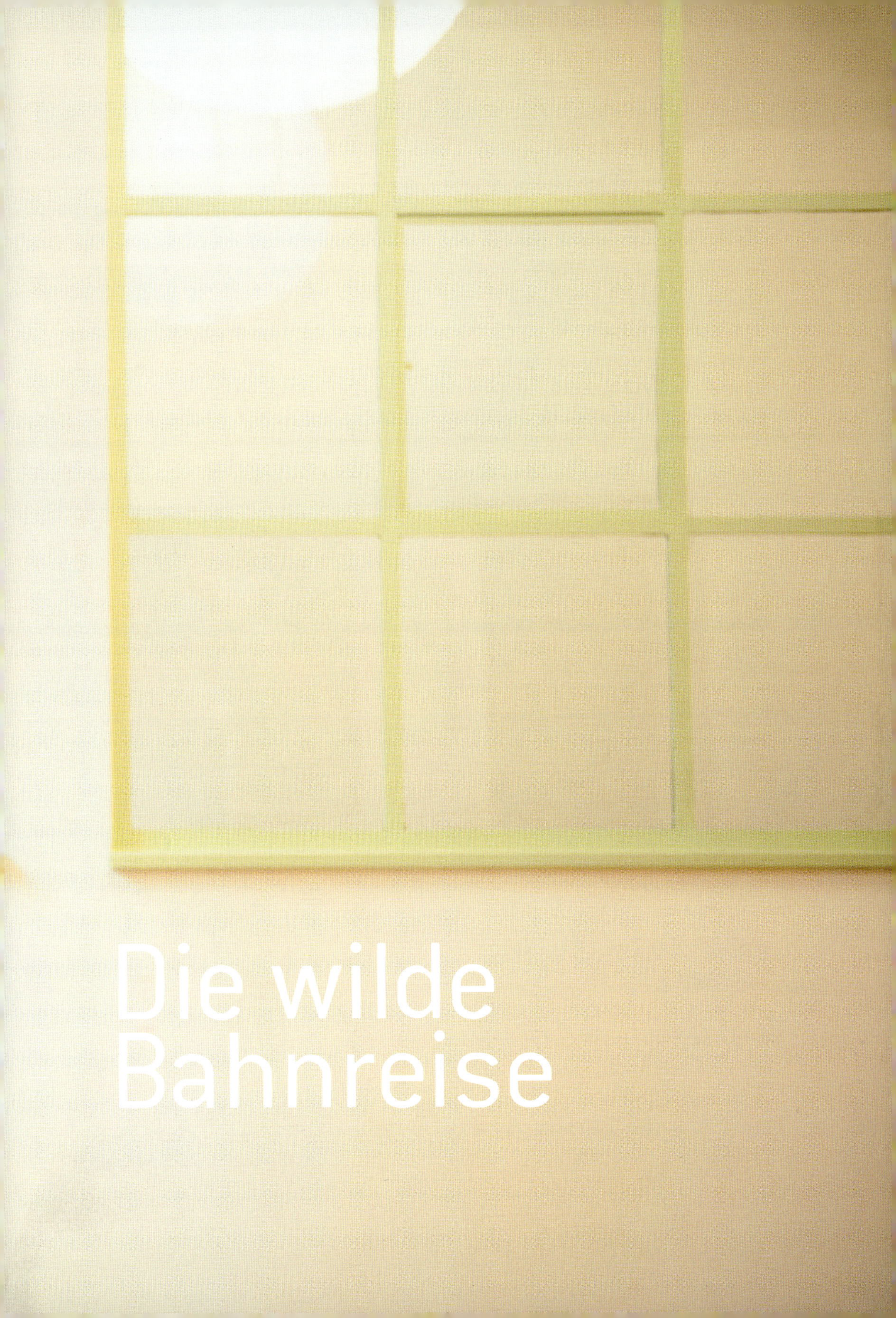

Die wilde Bahnreise

Die wilde Bahnreise

Stellen Sie sich vor, wir separieren unser Spannungsnetzwerk, also die Faszien, vom Rest unseres Körpers. Wir entfernen Knochen, Muskeln und Organe. Was übrig bleibt, ist das Gerüst unseres Körpers, nämlich die Faszien. Wenn wir die nun genauer betrachten, stellen wir fest, dass wir sie in sechs Zugbahnen einteilen können. Diese Bahnen laufen durch den gesamten Körper und wirken wie lange Ketten, die über die Gelenke und Extremitäten hinausragen. Von ganz unten bis ganz nach oben ziehen sie sich durch den gesamten Körper, wie eine Fernverbindung.

In diesem Kapitel werden immer zwei bis drei Übungen zu einem Fernverkehrs-Flow verbunden, der die unterschiedlichen Faszienbahnen anspricht. Dabei »fahren« wir nicht nur geradeaus, sondern biegen auch gern mal ab, stellen Weichen, fahren rückwärts und kommen für ein paar Sekunden zum Stehen. Um den Faszien ihre liebsten Bewegungen zu ermöglichen, verlassen wir manchmal die klassische Yogaausrichtung.

Was ist der Zweck unserer Bahnreise?

Die Idee dahinter ist, den Körper auf möglichst viele verschiedene Alltagssituationen vorzubereiten. Jahrelang haben wir gelernt, uns kontrolliert zu bewegen und den Rücken gerade zu halten. Doch dann entdecken wir eines Tages über uns einen Apfel im Baum, recken uns, um ihn zu pflücken – und zack, Hexenschuss! Warum? Weil dem Rücken diese Bewegung vollkommen fremd war. Und die Rückenfaszien schon vor langer Zeit aus lauter Langeweile verklebt sind. Wir wollen sie wachrütteln!

Lernen Sie Ihren eigenen Körper kennen, spüren Sie, wie sich der Zug anfühlt, wo er sich befindet, und wohin der Körper als Nächstes fahren möchte. Probieren Sie verschiedene Winkel aus, sodass Ihr Körper lernt, dass diese Bewegungen in Ordnung sind – nein, nicht nur in Ordnung, sogar gewünscht!

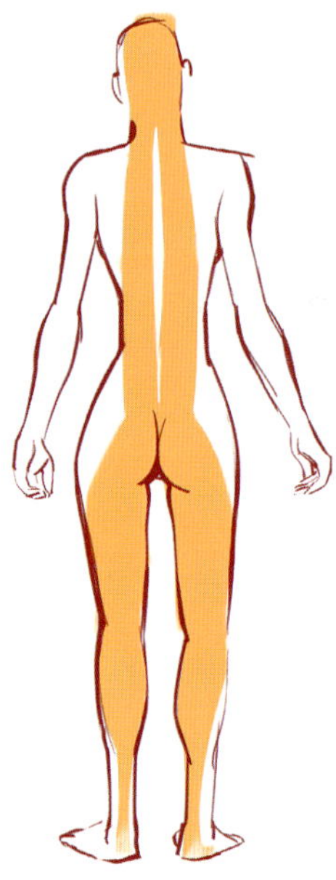

Die oberflächliche Rückenbahn

Dehnen Sie sich langsam in verschiedene Richtungen, um die Faszien zu stimulieren und aus ihrem Dornröschenschlaf zu wecken. Wir bürsten die Verfilzungen raus, bis die Faszie lacht!

Doch zunächst lernen Sie jetzt die verschiedenen Zugbahnen kennen, damit Sie mit dem »Verkehrsnetzwerk« Ihres eigenen Körpers vertraut werden.

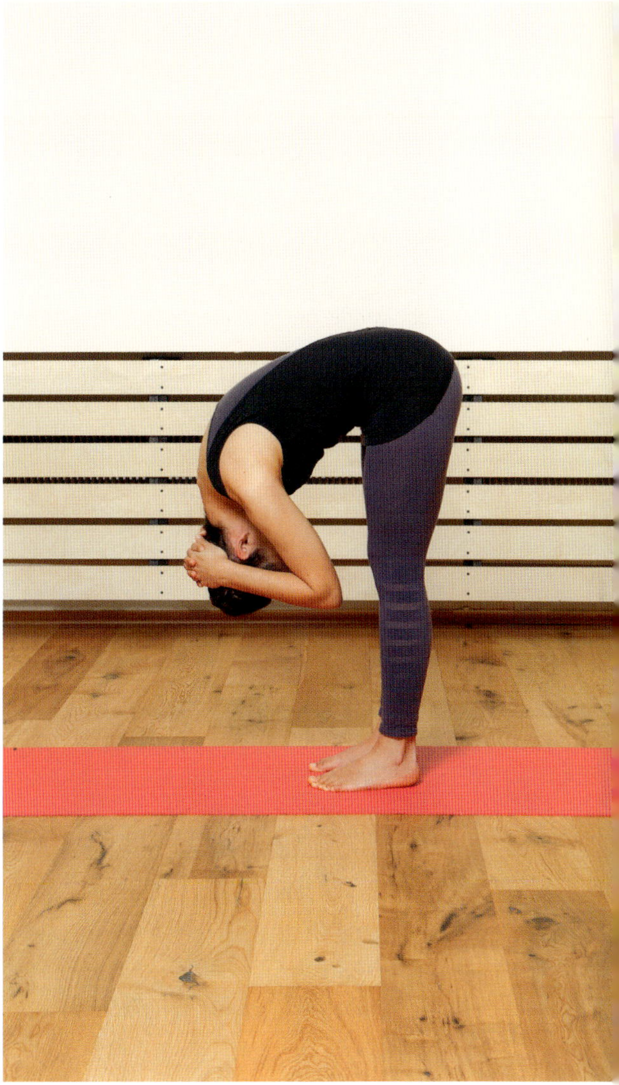

Die oberflächliche Rückenbahn

So verläuft sie:
An der Unterseite der Füße befindet sich die Plantarfaszie (Plantar = Fußsohle). Von dort verläuft die Bahn über Wade und Oberschenkelrückseiten zum Rücken. Sie erreicht den Nacken, schwingt sich oben über den Schädel und endet schließlich über den Augenbrauen.

Das macht sie:
Sie stützt und schützt den Rücken. Sie ist für unsere aufrechte Haltung verantwortlich. Sie streckt den Oberkörper nach oben und hinten.

Spüren Sie, wie man diese Bahn dehnt:

- Stellen Sie sich aufrecht hin, die Füße stehen etwa hüftbreit auseinander.
- Heben Sie Ihre Zehen an, und spreizen Sie sie auseinander – so dehnen Sie die Fußsohlenfaszie auf.
- Rollen Sie sich Wirbel für Wirbel nach unten ab, spüren Sie den Kontakt zum Boden.
- Verzahnen Sie Ihre Finger, und legen Sie Ihre Hände an Ihren Hinterkopf.
- Ziehen Sie das Kinn sanft zum Brustbein.

So verstärken Sie die Dehnung:
Legen Sie eine Decke, ein Buch o.Ä. unter Ihre Fußballen. Wählen Sie die Höhe, die Ihnen am liebsten ist.

Die oberflächliche Frontbahn

So verläuft sie:

Sie verläuft von der Oberseite der Zehen die Beine entlang bis zum Becken, dann über den Bauch und die Brust. Am Hals verzweigt sie sich und läuft links und rechts am Kopf entlang bis zum Hinterkopf.

Das macht sie:

Sie stabilisiert den Oberkörper und ermöglicht Bewegungen und Beugungen im Oberkörper sowie sein Heben und Senken.

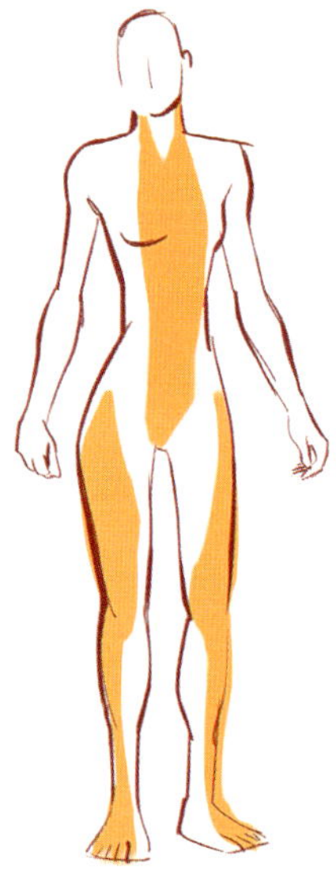

Die oberflächliche Frontbahn

Spüren Sie, wie man diese Bahn dehnt:

- Stellen Sie sich in einen kleinen Ausfallschritt, das rechte Bein ist dabei vorne, das linke Bein hinten.
- Beugen Sie das rechte Bein.
- Das linke bleibt gestreckt.
- Legen Sie Ihren linken Fußspann ab, und schieben Sie anschließend Ihren Brustkorb nach vorne oben.
- Strecken Sie Ihre Arme nach oben aus. Ziehen Sie sie weit hinter die Ohren, und flexen Sie Ihre Hände.
- Beugen Sie Ihren Oberkörper nach hinten.
- Spüren Sie nun den Dehnzug vor allem auf Ihrer linken Körperhälfte von den Händen bis zum Fußspann.
- Wiederholen Sie nun das Ganze auf der rechten Seite.

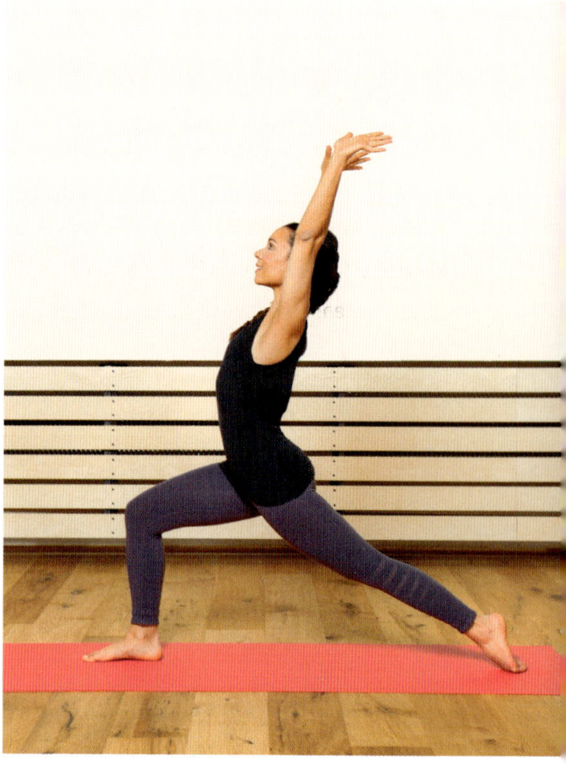

Die zwei seitlichen Bahnen

So verlaufen sie:
Sie verlaufen rechts und links am Körper, beginnend an der oberen Außenseite der Füße. Sie ziehen außen um die Fußknöchel, wandern weiter über die äußeren Unterschenkel zum Oberschenkel und seitlich am Brustkorb entlang bis zum Kopf.

Das machen sie:
Sie klammern die beiden Außenseiten ein, balancieren die vordere und die hintere Körperlinie aus. Sie fixieren den Rumpf und die Beine. Sie unterstützen die Seitneigung des Körpers und sorgen dafür, dass der Körper bei zu starker Neigung nicht umfällt.

Spüren Sie, wie man diese Bahnen dehnt:

- Überkreuzen Sie das rechte Bein mit dem linken Bein.
- Strecken Sie Ihre Arme nach oben aus.
- Greifen Sie mit der rechten Hand das linke Handgelenk.
- Ziehen Sie nun mit der rechten Hand den linken Arm nach rechts.
- Neigen Sie Ihren Oberkörper nach rechts und schieben Sie Ihre Hüfte gleichzeitig nach links.
- Pressen Sie Ihre rechte Fußaußenkante aktiv in den Boden. Auf diese Art und Weise können Sie Ihr Gleichgewicht gleich viel besser halten.
- Spüren Sie den Dehnzug auf der linken Seite, vor allem im Oberkörper.
- Je weiter Sie sich zur Seite neigen und Ihre Hüfte nach links verschieben, umso stärker werden Sie die Dehnung spüren.
- Wiederholen Sie das Ganze nach links.

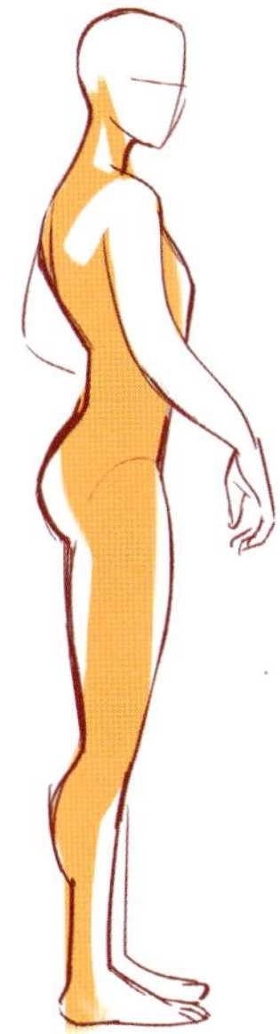

Die seitliche Bahn von der rechten Seite gezeigt

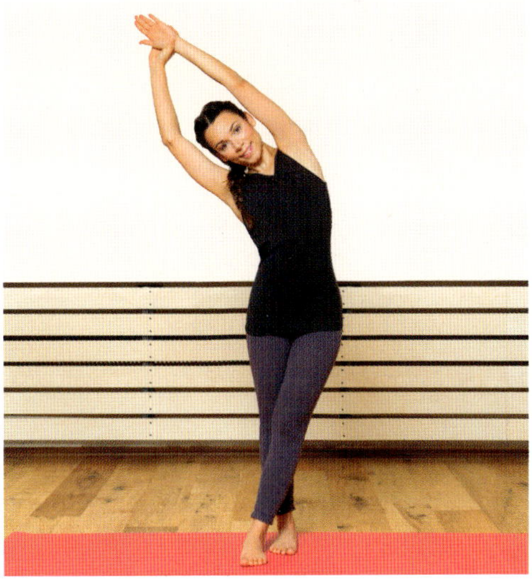

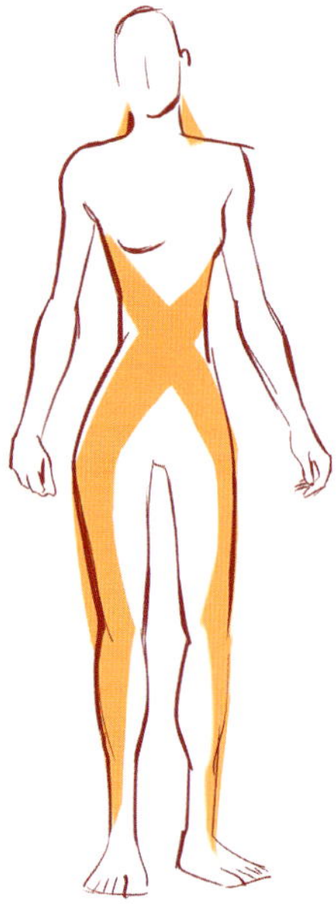

Die Spiralbahnen

Die Spiralbahnen

So verlaufen sie:
Sie verlaufen von der Unterseite des Schädels über den oberen Rücken zur gegenüberliegenden Schulter, dann weiter um den Brustkorb bis zum Bauchnabel, wo sich beide Bahnen kreuzen. Es geht hinüber zur Hüfte, über die vordere Außenseite des Ober- und dann des Unterschenkels zur Innenseite des Fußes, um den Fuß herum, und von hier aus wieder zurück über die Rückseite zur Schädelbasis.

Das machen sie:
Sie schaffen das Gleichgewicht zwischen allen Ebenen. Durch die doppelspiralige Windung um den Körper ermöglichen sie Rotatio-

Spüren Sie, wie man diese Bahnen in der Aufrichtung dehnt:

- Stellen Sie sich aufrecht hin. Die Füße stehen etwa schulterbreit auseinander und sind leicht nach außen gedreht.
- Drehen Sie Ihren Oberkörper nach rechts auf, und lösen Sie dabei die linke Ferse vom Boden.
- Strecken Sie Ihre Arme nach oben aus.
- Ziehen Sie Ihre Arme nach hinten weiter.

Übrigens
Ist Ihnen aufgefallen, dass Sie bei den Spiralbahnen auch die Rücken- und Frontbahnen sowie einen Teil der seitlichen Bahn gespürt haben? Das ist ein schöner Beweis, wie in unserem Fasziennetz alles miteinander verknüpft ist.

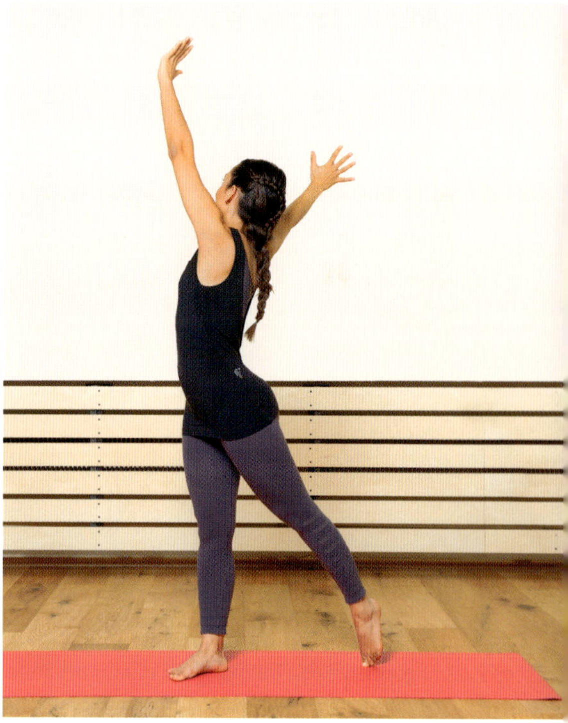

nen und gegenläufige Bewegungen. Sie halten Sie beim Gehen in der Spur – auch, wenn Sie mal einen über den Durst getrunken haben. Sie stabilisieren den Körper.

Spüren Sie, wie man diese Bahnen in der Vorbeuge dehnt:

- Stellen Sie sich aufrecht hin. Die Füße stehen etwa hüftbreit auseinander und sind parallel nach vorne ausgerichtet.
- Drehen Sie Ihren Oberkörper nach rechts.
- Rollen Sie sich Wirbel für Wirbel über das rechte Bein ab bis ganz nach unten.
- Je nach Beweglichkeit setzen Sie Ihre Hände am rechten Fuß, auf Ihrem Unterschenkel oder auf Höhe des rechten Knies außen auf. Ihr Rücken macht einen Katzenbuckel.

Übrigens

Faszien-Yoga macht jung und schön. Warum? Wegen der Zauberformel Hyaluron.

Hyaluronsäure wird von Bindegewebszellen produziert, ist zäh, fließt aber gut und speichert Wasser. Dieses gespeicherte Wasser, das sich z.B. zwischen dem Kollagen und Elastin in der Haut befindet, bildet die Gelenkschmiere im Knie, in der Schulter und in der Hüfte. Dank der Hyaluronsäure bleiben wir also beweglicher und rosten nicht so schnell ein.

Durch das Faszien-Yoga kommt Bewegung in die Bindegewebszellen, sie produzieren Hyaluronsäure, die speichert Wasser und schon sind unsere Gelenke besser geschmiert. Deswegen macht und hält Faszien-Yoga jung!

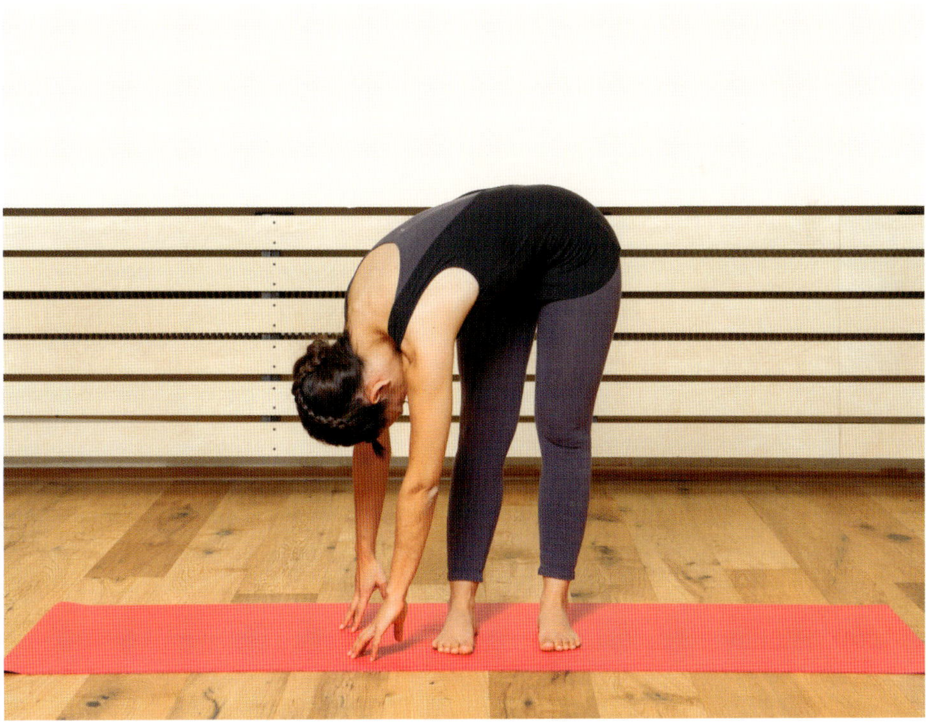

Warm-up

Beim Warm-up üben Sie immer drei der Bahnen zusammen. So entwickeln Sie ein Gefühl für die Bahnen und können sich auf die Flows vorbereiten. Bewegen Sie sich bewusst, und spüren Sie Ihrem Körper nach. Wo zieht es? Führen Sie alle Übungen in beide Richtungen aus.
Stellen Sie sich die Bahnen vor, und fahren Sie sie in Gedanken entlang.

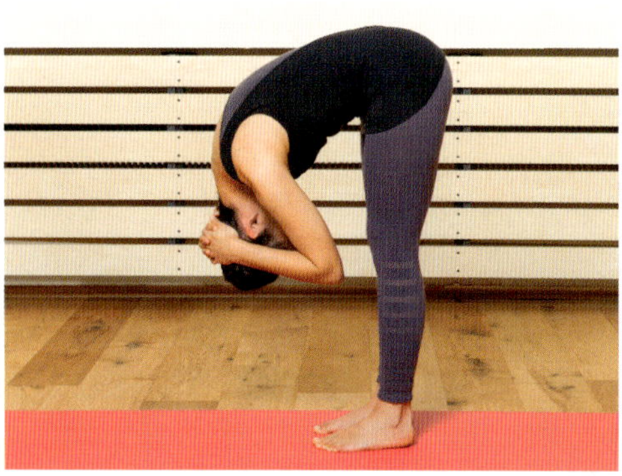

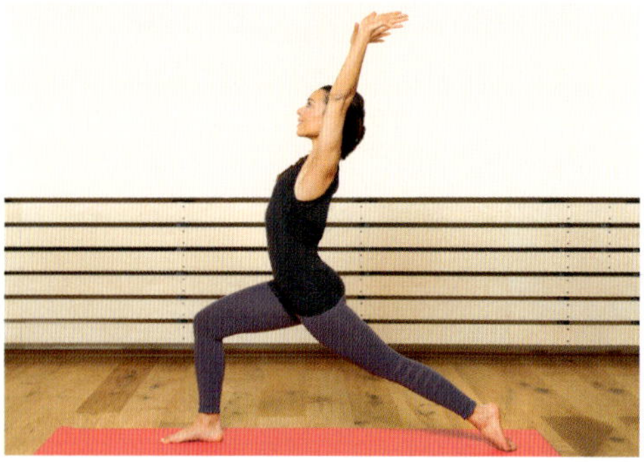

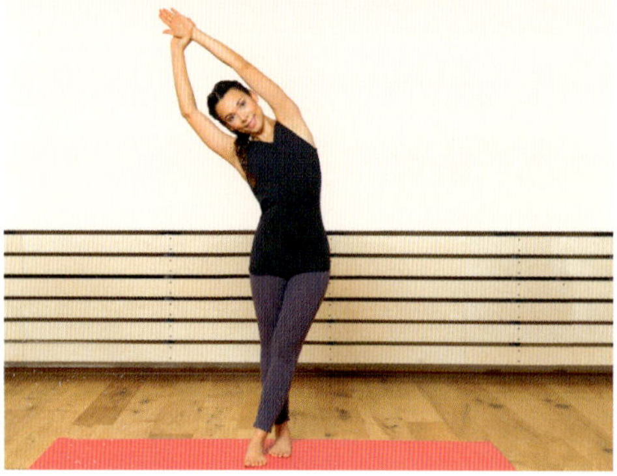

Warm-up 1

> *Stellen Sie sich aufrecht hin, die Füße stehen etwa hüftbreit auseinander.*
> *Heben Sie Ihre Zehen an, und spreizen Sie sie auseinander.*
> *Rollen Sie sich Wirbel für Wirbel nach unten.*
> *Verzahnen Sie Ihre Finger, und legen Sie Ihre Hände an Ihren Hinterkopf.*
> *Ziehen Sie das Kinn zum Brustbein.*

> *Wieder in der Geraden, stellen Sie sich in einen kleinen Ausfallschritt, das rechte Bein ist vorne und etwas gebeugt, das linke bleibt gestreckt.*
> *Legen Sie Ihren linken Fuß ab, schieben Sie Ihren Brustkorb nach vorne oben.*
> *Strecken Sie die Arme hoch. Ziehen Sie sie hinter die Ohren, flexen Sie die Hände.*
> *Beugen Sie Ihren Oberkörper nach hinten.*

> *Überkreuzen Sie beide Beine.*
> *Strecken Sie Ihre Arme nach oben aus. Greifen Sie mit der rechten Hand das linke Handgelenk.*
> *Ziehen Sie den linken Arm nach rechts.*
> *Neigen Sie Ihren Oberkörper nach rechts und schieben Sie Ihre Hüfte nach links.*

Warm-up 2

> Überkreuzen Sie Ihre Beine.
> Strecken Sie Ihre Arme nach oben aus. Greifen Sie mit der rechten Hand das linke Handgelenk.
> Ziehen Sie den linken Arm nach rechts.
> Atmen Sie aus. Neigen Sie Ihren Oberkörper nach rechts, und schieben Sie Ihre Hüfte nach links.

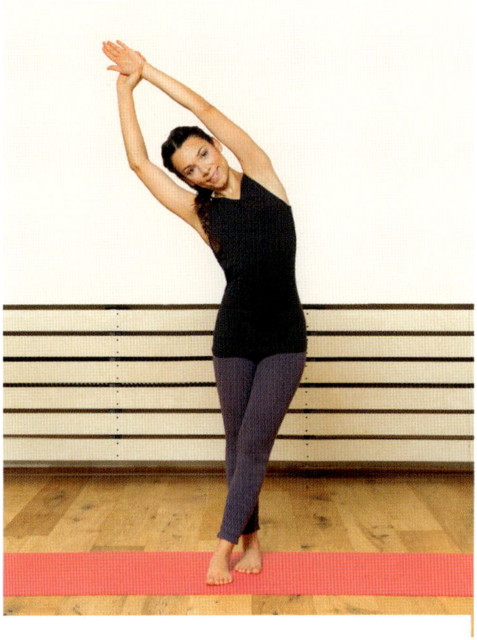

> Stellen Sie die leicht nach außen gedrehten Füße etwa schulterbreit auseinander.
> Drehen Sie Ihren Oberkörper nach rechts, und lösen Sie die linke Ferse vom Boden.
> Einatmen. Arme nach oben strecken.
> Ziehen Sie Ihre Arme nach hinten weiter.

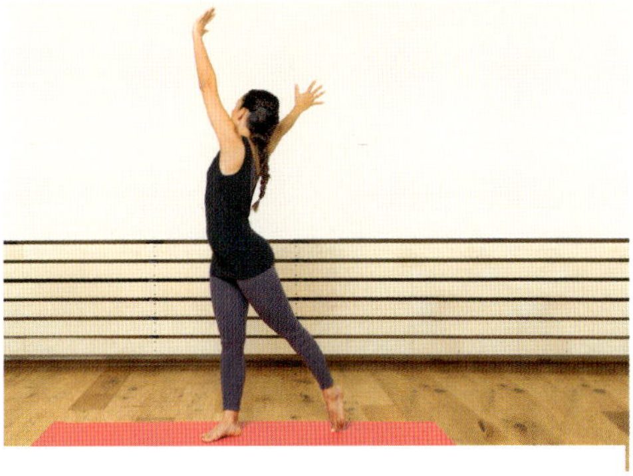

> Stellen Sie die Füße hüftbreit auseinander, richten Sie sie nach vorne parallel aus.
> Drehen Sie Ihren Oberkörper nach rechts.
> Atmen Sie aus und rollen Sie sich Wirbel für Wirbel über das rechte Bein ab, bis Sie ganz unten angekommen sind.
> Setzen Sie Ihre Hände je nach Beweglichkeit an Ihrem rechten Fuß, auf Ihrem Unterschenkel oder auf Höhe des rechten Knies außen auf.

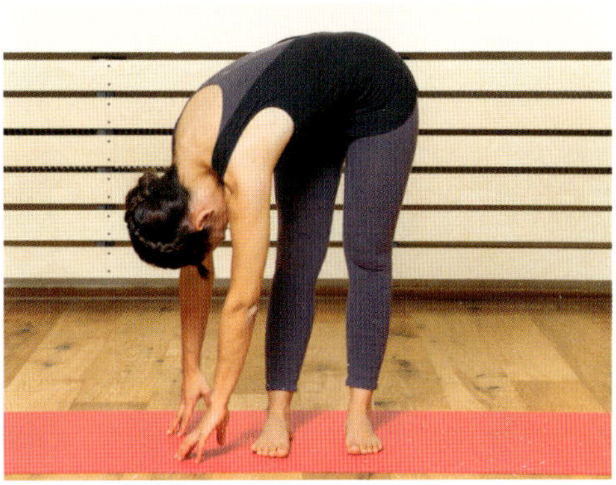

Stehplätze für alle!

Auf zur Bahnreise! Aber hoppla, alle Sitzplätze sind besetzt? Und dabei wollten Sie doch jetzt gemütlich ein Buch lesen ... Pech gehabt? Mitnichten! Nach dieser Reise werden Sie sich wie ein neuer Mensch fühlen. Denn Stehplätze machen beweglich, und wie das geht, zeige ich Ihnen.

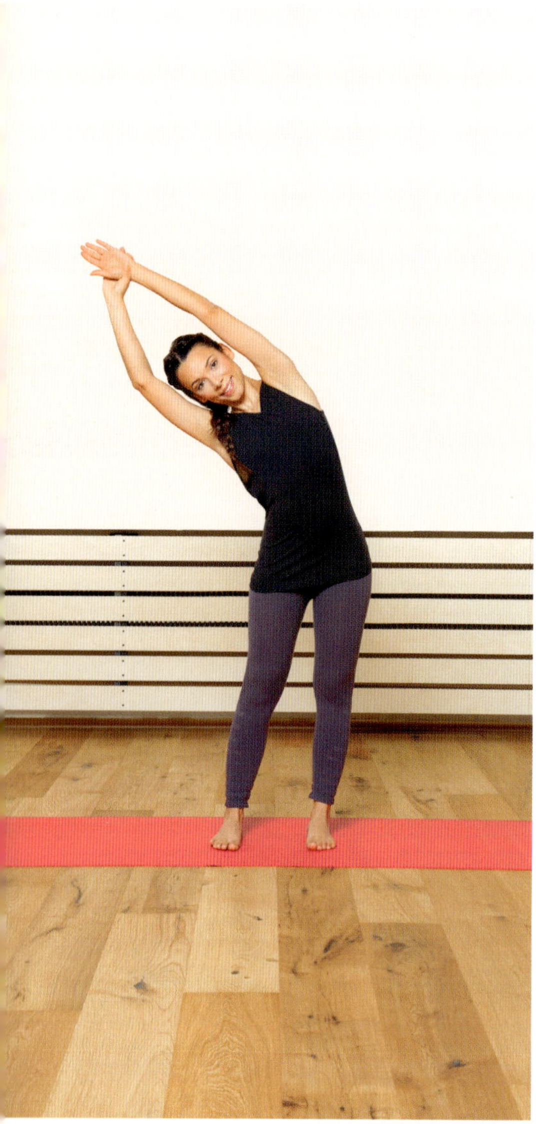

Flow 1: Auf nach Berlin

Dehnung der Seitenlinie

> *Stellen Sie sich aufrecht hin. Ihre Füße sind parallel nach vorne ausgerichtet und stehen etwa hüftbreit auseinander.*

> *Strecken Sie Ihre Arme nach oben.*

> *Greifen Sie nun mit Ihrer rechten Hand das linke Handgelenk.*

> *Atmen Sie aus, und neigen Sie Ihren Oberkörper nach rechts, Ihre rechte Hand zieht aktiv an Ihrem linken Arm.*

> *Schieben Sie gleichzeitig Ihre Hüfte nach links, sodass Sie die Dehnung auf Ihrer linken Seite spüren.*

> *Bleiben Sie für 4 Atemzüge in dieser Position. Genießen Sie es.*

> *Rotieren Sie langsam Ihre Brustwirbelsäule nach rechts und senken Sie Ihren Oberkörper auf etwa 90 Grad ab.*

> *Ziehen Sie weiter an Ihrem linken Arm und halten Sie mit Ihrem Becken etwas dagegen, um den Zug auf der linken Seite zu verstärken. Sie spüren nun eine Dehnung im unteren Rückenbereich auf der linken Seite. Fühlen Sie es? Es tut gut, nicht wahr?*

> *Verweilen Sie 2–4 Atemzüge.*

Ihr Körper wird überrascht sein, was er alles kann. Viel zu lange hat er ein Schattendasein als Sitzplatzbenutzer führen müssen. Am Ende unserer Reise werden Sie für all diejenigen, die da sitzen, nur noch ein müdes Lächeln übrig haben – und mit müde meine ich jetzt nicht erschöpft!

Dehnung der Spirallinie in der Vorbeuge

- *Atmen Sie nun aus, und senken Sie Ihren Oberkörper über Ihr rechtes Bein ab. Ihr Rücken rundet sich dabei.*
- *Sie dürfen weiterhin an Ihrem linken Arm ziehen, oder Sie lassen die Arme hängen.*
- *Spüren Sie die Dehnung nun im Rücken, vor allem links.*
- *Hängen Sie sich ruhig vollkommen aus. Entspannen Sie Ihre Rückenmuskeln.*

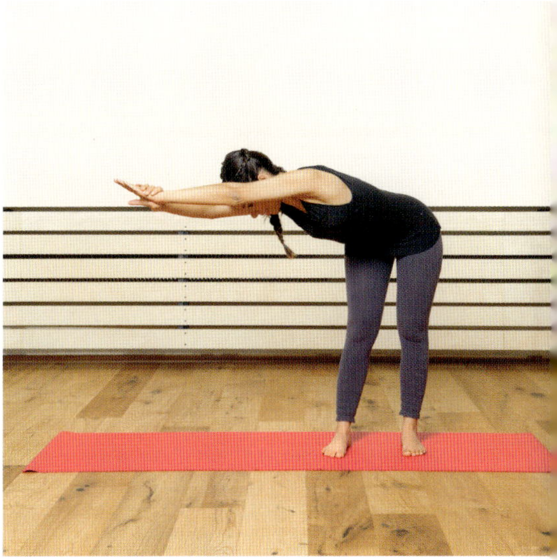

Wiederholen Sie diesen Flow zur anderen Seite.

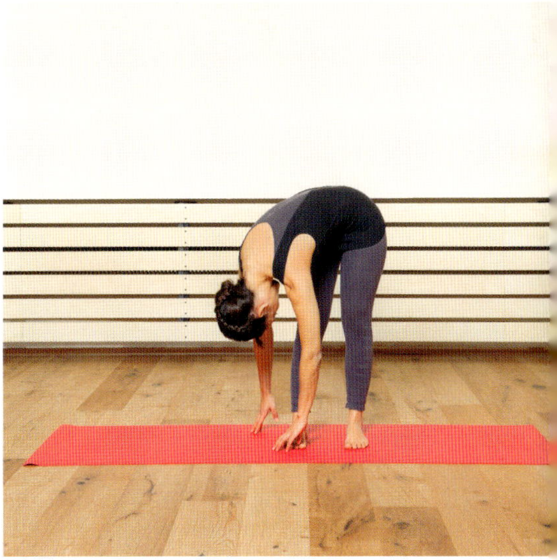

Übrigens
Wissen Sie, wo die Flanken sind? Sie befinden sich an beiden Rumpfseiten des Körpers, die sich von der Bauchnabelregion bis zu den Lendenwirbeln erstrecken. Sie stellen einen Bereich dar, der durch Haut, Muskeln und Bindegewebe geprägt ist. Begrenzt werden die Flanken nach oben hin durch den Rippenbogen und nach unten hin durch die Leisten und die Hüfte.

Flow 2: Es ist schön in Wien

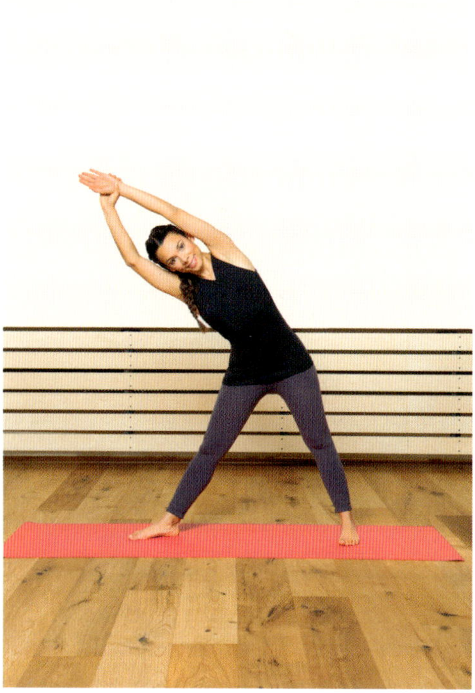

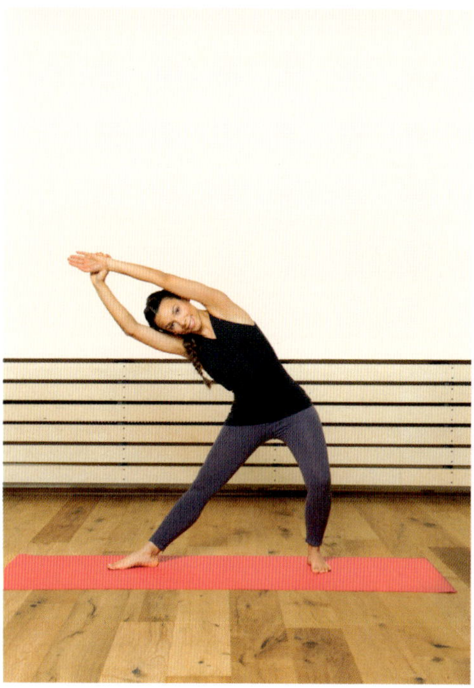

Dehnung der Seitenlinie

> Stellen Sie sich in eine Grätsche. Ihr rechtes Bein ist im Hüftgelenk nach außen rotiert, der rechte Fuß zeigt also nach außen. Ihr linkes Bein ist nach vorne ausgerichtet.
> Einatmen. Heben Sie Ihre Arme nach oben an, und greifen Sie mit der rechten Hand Ihr linkes Handgelenk.
> Atmen Sie aus, und ziehen Sie Ihren Oberkörper nach rechts.
> Spüren Sie die Dehnung links in Ihrem Flankenbereich.

> Atmen Sie ein und verstärken Sie den Zug, indem Sie nun Ihr linkes Bein beugen und Ihre Hüfte nach links verschieben.
> Pressen Sie Ihre linke Fußaußenkante aktiv in den Boden.

Dehnung der Spirallinie in der Aufrichtung

> Atmen Sie ein, und strecken Sie Ihr linkes Bein aus. Drehen Sie Ihren Oberkörper gleichzeitig weiter nach rechts hinten weg.
> Drehen Sie dabei Ihre linke Beckenhälfte nach innen und gleichzeitig Ihren linken Fuß. Sie rotieren nun sozusagen Ihr linkes Bein im Hüftgelenk nach innen. Spüren Sie die Verwringung im Körper.
> Achten Sie darauf, dass Sie Ihre linke Fußaußenkante aktiv in den Boden pressen.

Wiederholen Sie diesen Flow zur anderen Seite.

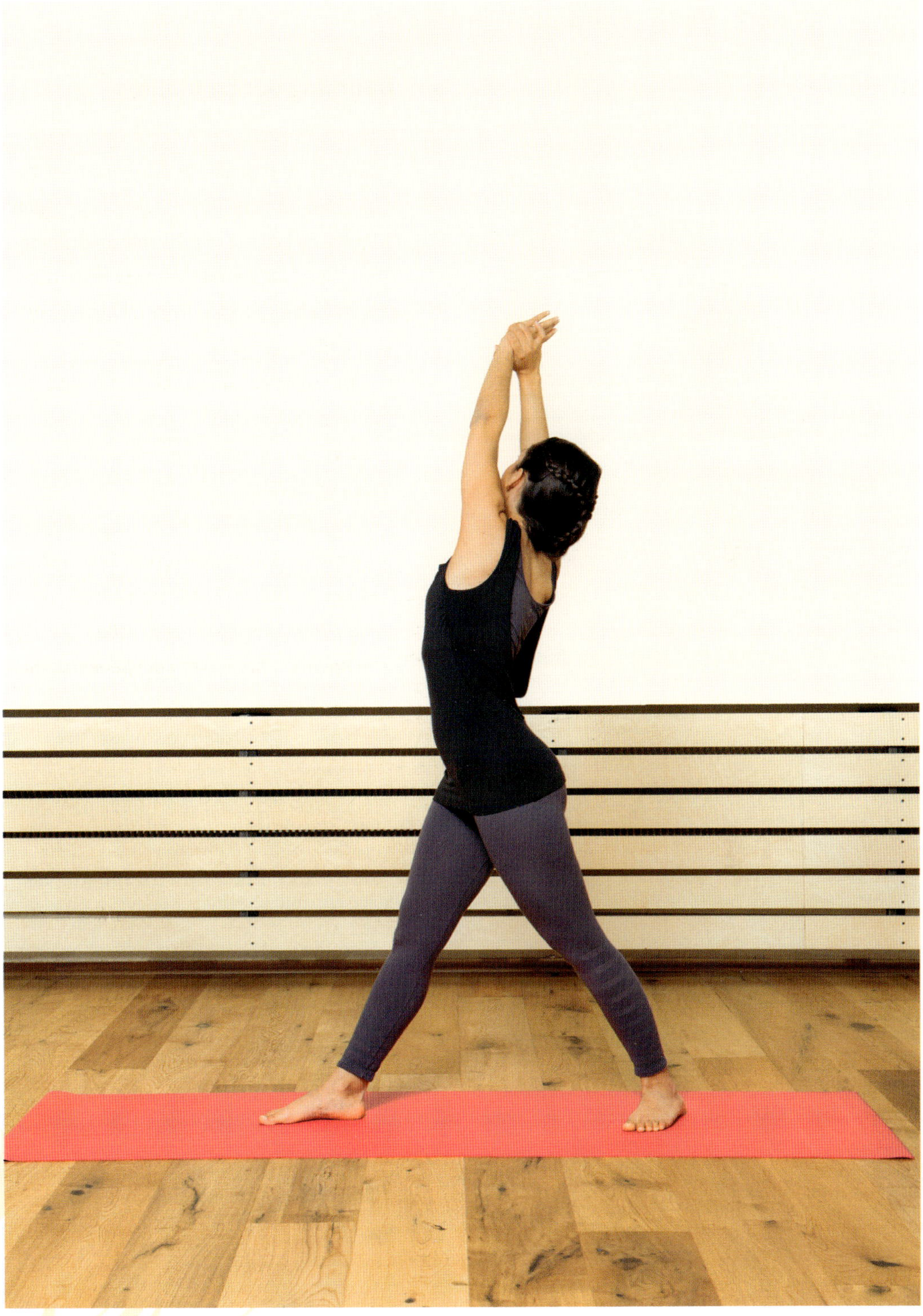

Flow 3: Nächster Halt: Frankfurt

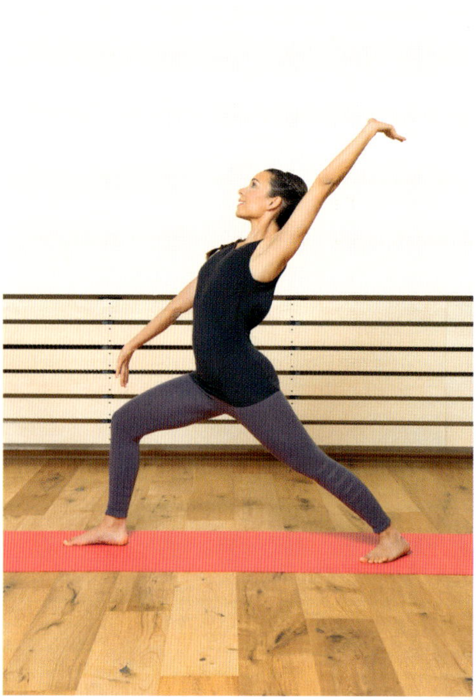

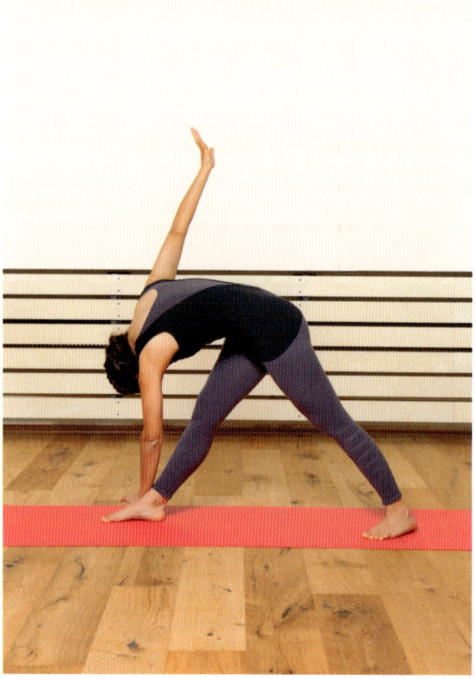

Dehnung der Frontlinie

> Machen Sie mit dem rechten Bein einen Ausfallschritt nach vorne. Ihr rechtes Knie befindet sich über Ihrer Ferse.
> Ihr linkes Bein ist lang nach hinten ausgestreckt. Ihr linker Fuß ist etwa 30 Grad nach innen gedreht.

> Ihr rechter Arm ist nach unten ausgestreckt, Ihre rechte Hand geflext, d.h., die Finger ziehen zum Körper hin, Ihr Handballen von ihm weg.
> Ihr linker Arm ist lang nach oben ausgestreckt, die linke Hand ist ebenfalls geflext, sodass die Handfläche nach oben zeigt und die Finger nach hinten zeigen.
> Beugen Sie Ihren Rumpf nach hinten.

> Atmen Sie tief ein, und weiten Sie Ihren Brustkorb nach vorne.
> Pressen Sie aktiv die linke Fußaußenkante in den Boden, und schieben Sie bewusst Ihre linke Hand zur Decke. Spüren Sie die Dehnung auf Ihrer linken Körperhälfte.

Dehnung der Spirallinie in der Vorbeuge

> Atmen Sie aus, und beugen Sie sich nach vorne über das rechte Bein, das dabei ausgestreckt bleibt.
> Ziehen Sie gleichzeitig den linken Arm nach rechts unten zum rechten Bein und den rechten Arm nach oben. Die rechte Hand bleibt geflext. Ihr Rücken ist rund.

Dehnung der Spirallinie in der Aufrichtung

> *Atmen Sie ein, und rollen Sie sich langsam wieder nach oben auf.*
> *Dabei beugen Sie das rechte Bein und drehen Sie Ihren Oberkörper nach rechts.*
> *Ihr linker Arm wandert anschließend nach vorne oben und Ihr rechter Arm nach hinten unten zum linken Bein. Die linke Hand bleibt dabei geflext, Ihre rechte Hand greift das linke Bein, wenn möglich.*
> *Wenn es für Ihr linkes Knie angenehmer ist, können Sie Ihr linkes Bein weiter nach innen drehen und die linke Ferse vom Boden abheben. Sie sind nun wie eine Spirale aufgedreht.*

Wiederholen Sie diesen Flow zur anderen Seite.

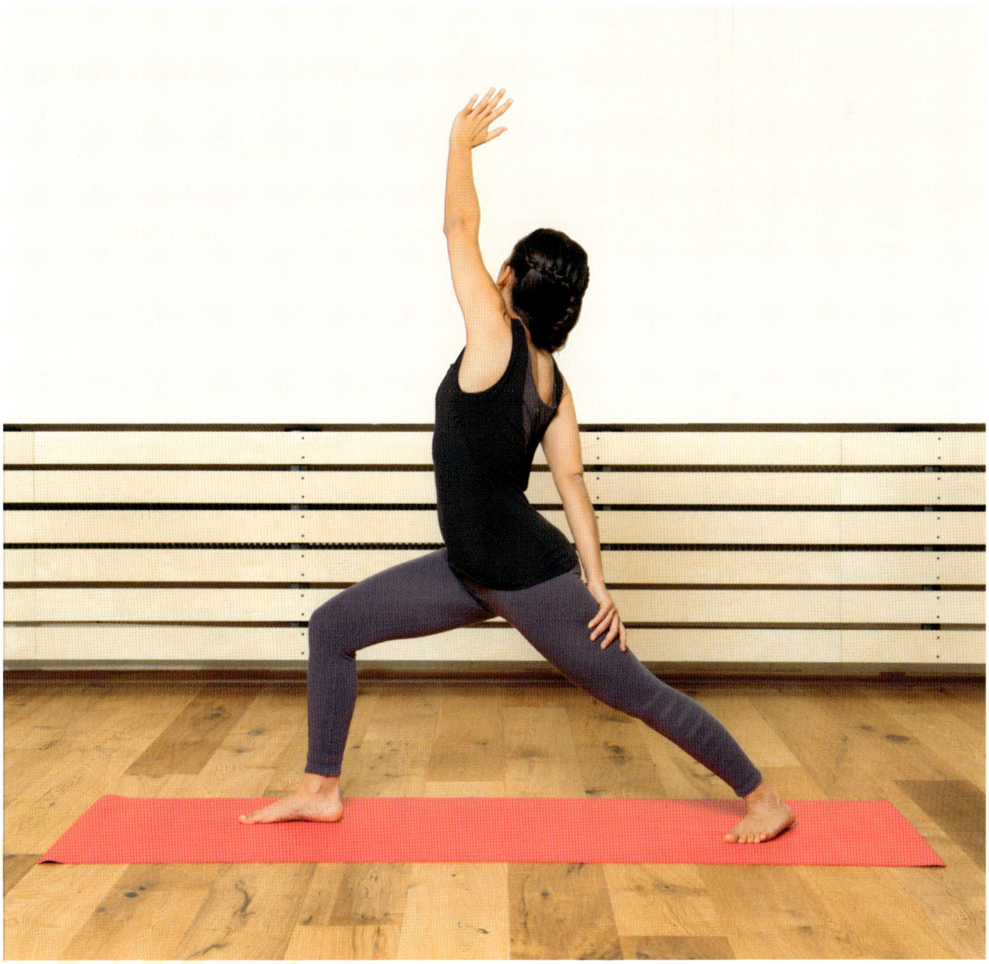

Flow 4: Umsteigen in Stuttgart

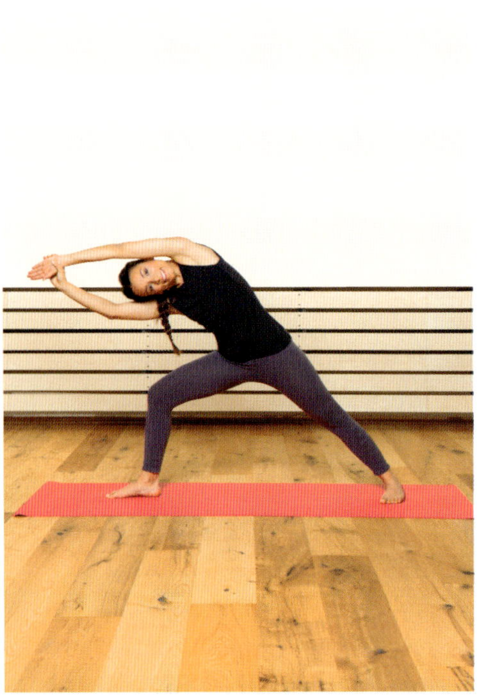

Dehnung der Seitenlinie

> Stellen Sie sich aufrecht hin. Öffnen Sie Ihre Beine zu einer Grätsche.
> Drehen Sie Ihr rechtes Bein nach außen, und beugen Sie es. Ihr Knie befindet sich über Ihrer rechten Ferse.
> Ihr linkes Bein ist lang ausgestreckt, Ihr linker Fuß zeigt nach vorne, Ihre linke Fußaußenkante presst aktiv in den Boden.

> Beugen Sie Ihren Oberkörper nach rechts. Atmen Sie nun ein und ziehen Sie dabei mit Ihrer rechten Hand am linken Arm, der lang über Ihren Kopf nach rechts ausgestreckt ist.
> Versuchen Sie Ihren Oberkörper weiter zu biegen, sodass sich Ihr Brustkorb links noch mehr zur Decke aufdehnt.

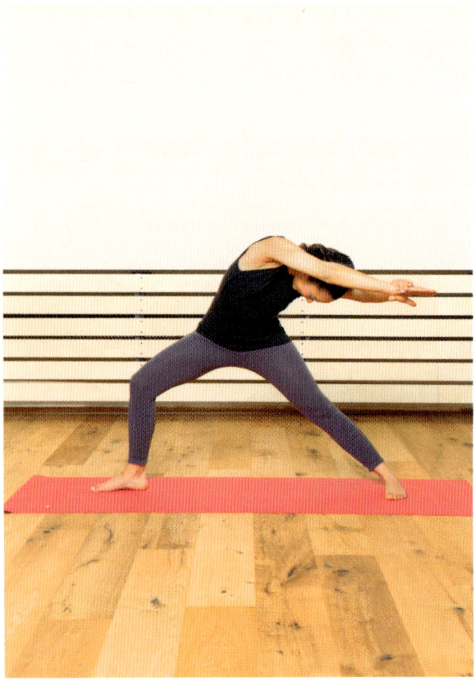

Dehnung der Spirallinie in der Vorbeuge

> Atmen Sie aus und drehen Sie Ihren Rumpf mit rundem Rücken nach links, Ihre Beine bleiben dabei in der Ausgangsposition.
> Schieben Sie eventuell Ihr rechtes Knie weiter nach rechts hinten, um zu vermeiden, dass es nach innen fällt.
> Legen Sie entweder die Handflächen aneinander, oder ziehen Sie mit der linken Hand am rechten Arm.
> Ihre Plantarfaszien sind während der ganzen Übung gut geerdet. Spreizen Sie sie weit auseinander. So spüren Sie eine Dehnung in der Fußsohle.

Dehnung der Rückenlinie

> *Atmen Sie noch einmal tief ein.*
> *Atmen Sie aus, und kreisen Sie Ihren Oberkörper nach rechts, bis er sich mittig zwischen Ihren Beinen befindet.*
> *Strecken Sie Ihr rechtes Bein aus, und bringen Sie beide Beine in die parallele Position.*
> *Greifen Sie rechts und links Ihre Beine, und runden Sie dabei Ihren Rücken.*
> *Alternativ können Sie Ihren Rücken entspannt aushängen.*
> *Falls der Dehnzug in Ihren Beinrückseiten zu stark sein sollte, können Sie alternativ Ihre Beine etwas anwinkeln oder Ihre Oberschenkel statt Ihrer Unterschenkel greifen.*

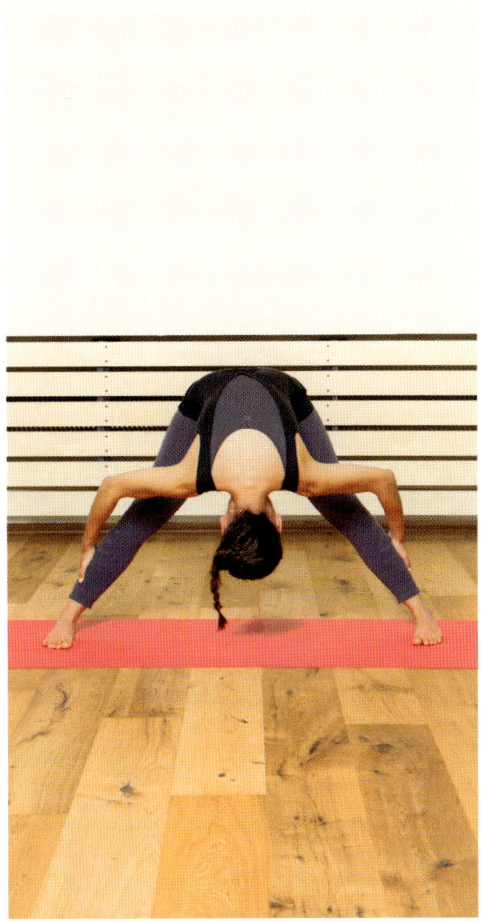

Wiederholen Sie diesen Flow zur anderen Seite.

Übrigens

Wenn Sie sich da unten so hängen lassen, ist es Ihre Lendenfaszie, die Sie in dieser Postion hält, und nicht die Rückenmuskulatur. Die Lendenfaszie ist sehr stark und ziemlich reißfest. Oder können Sie vielleicht locker 50 übereinandergelegte Frischhaltefolien auseinderreißen? So stark ist nämlich das Bindegewebe um Ihren unteren Rücken!

Flow 5: Weiterfahrt nach Plochingen

Dehnung der Frontlinie

> Positionieren Sie sich in einen Ausfallschritt. Ihr rechtes Bein ist aufgestellt, Ihr Knie über Ihrer Ferse.
> Ihr linkes Knie ist hinten am Boden abgelegt. Der linke Fuß ist abgelegt.

> Stützen Sie sich mit beiden Händen auf Ihrem rechten Oberschenkel ab.
> Lassen Sie nun Ihre linke Beckenhälfte tief in Richtung Erde sinken. Geben Sie das ganze Gewicht nach unten ab.
> Atmen Sie ein, heben Sie Ihr Brustbein nach oben, sodass Ihr Brustkorb sich weitet.

Dehnung der Rückenlinie

> Verlagern Sie Ihr Gewicht etwas nach vorne, und stellen Sie Ihre linken Zehen auf.
> Verlagern Sie nun mit dem nächsten Ausatmen Ihr Gewicht nach hinten, und stützen Sie sich mit Ihren Fingerspitzen vorne auf dem Boden ab.
> Falls Sie Yogablöcke zur Hand haben, setzen Sie sie als Ihre Armverlängerung ein.
> Ihr rechtes Bein ist jetzt ausgestreckt, Ihr rechter Fuß geflext, also zum Schienbein hochgezogen.
> Stemmen Sie nun Ihre rechte Ferse fest in den Boden.

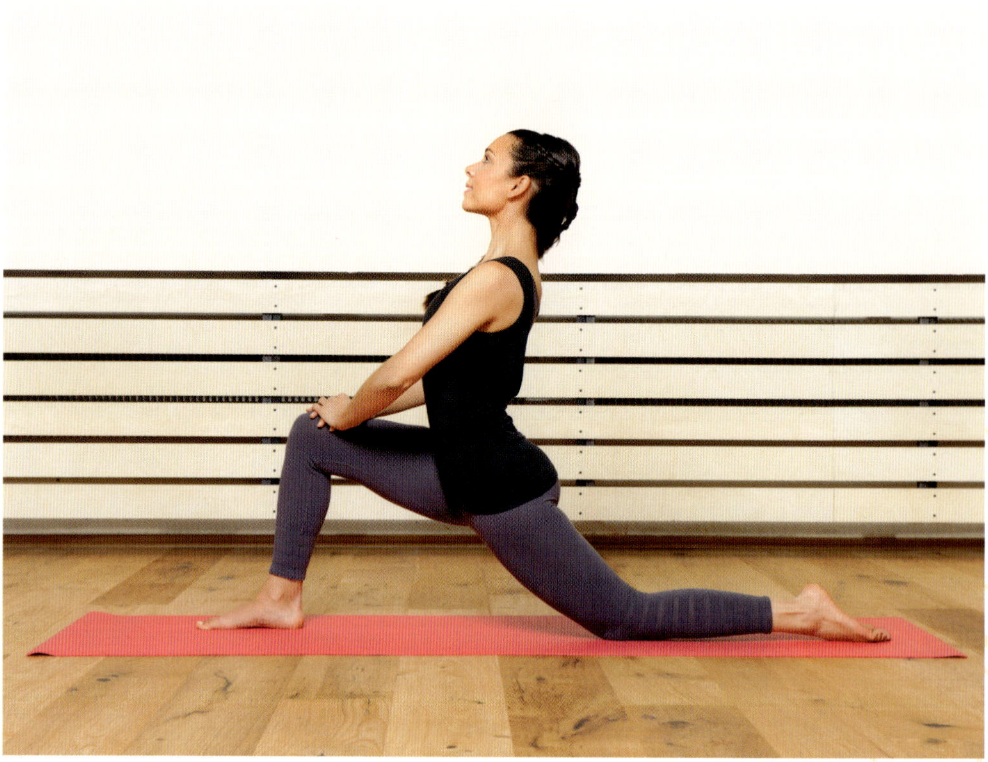

> *Ihr linkes Bein ist gebeugt. Sie sitzen mit Ihrer linken Pobacke auf der linken Ferse.*
> *Ihr Oberkörper ist nach vorne gebeugt und der Rücken gerundet.*
> *Sie dürfen gerne den Kopf hängen lassen und dabei komplett entspannen.*
> *Falls der Druck auf Ihr Knie zu stark werden sollte, können Sie sich alternativ auch eine zusammengerollte Decke in Ihre Kniekehle legen. Dadurch wird der Winkel im Gelenk größer.*

Wiederholen Sie diesen Flow zur anderen Seite.

Übrigens

Wenn Sie da so etwas ungemütlich auf Ihrer Ferse sitzen und die intensive Dehnung Ihrer Fußsohle spüren – halten Sie trotzdem ein wenig durch, denn das tut Ihren Füßen gut! Sie dehnen Ihre Plantarfaszie, die übrigens ganz schön dick ist. Immerhin müssen die kleinen Watschelfüßchen da unten unser komplettes Körpergewicht aushalten. Da sie aber leider viel zu viele Stunden in Schuhen stecken, tun Sie ihnen also mit dieser Übung durchaus etwas Gutes. Schön tief durchatmen, das hilft. Aber nicht verkrampfen, versprochen?

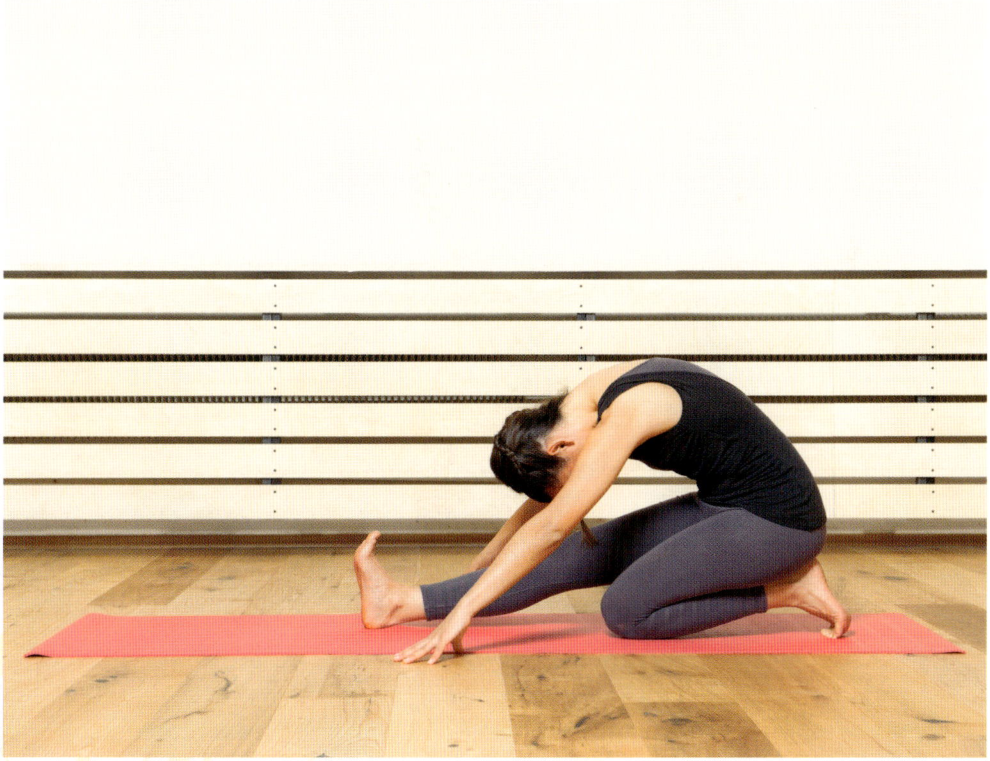

Flow 6: Aufenthalt in Bozen

Dehnung der Seitenlinie

> Gehen Sie auf Ihrer Matte in den Vierfüßlerstand. Die Knie befinden sich etwas hinter den Hüftgelenken, die Zehen sind dabei aufgestellt.
> Stützen Sie sich mit Ihren Händen so ab, dass Ihre Arme versetzt sind.
> Ihr rechter Arm befindet sich weiter vorne und ist im Schultergelenk ausgedreht – die rechten Finger zeigen nach außen.
> Ihr linker Arm befindet sich weiter hinten und ist ebenfalls im Schultergelenk nach außen gedreht – die linke Hand zeigt dabei nach außen.
> Ihr Oberkörper ist leicht nach links geneigt.

Dehnung der Spirallinie in der Vorbeuge und der Seitenlinie

> Atmen Sie aus, und heben Sie nun Ihre Knie vom Boden ab.
> Schieben Sie Ihr Gewicht nach hinten oben. Ihr Rücken ist lang.
> Ziehen Sie das Kinn zum Brustbein, um Ihren Nacken zu dehnen und dadurch den Zug zu verstärken.

Dehnung der Spirallinie in der Aufrichtung

> Gehen Sie zwei kleine Schritte nach hinten. Verlagern Sie Ihr Gewicht nach vorne.

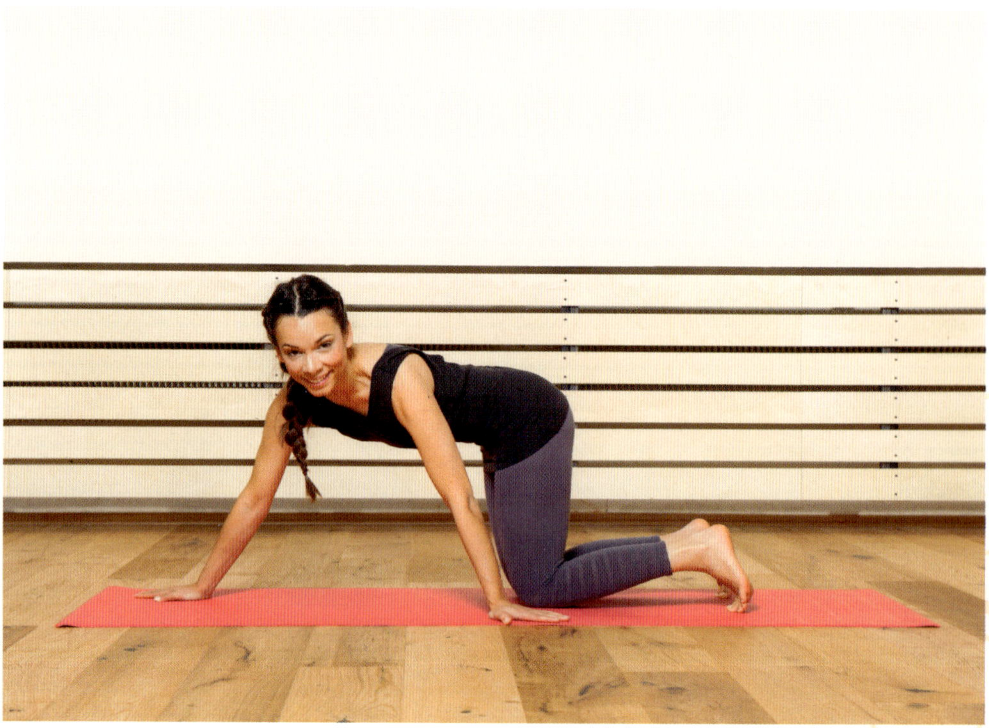

- *Senken Sie Ihr Becken in Richtung Boden ab, atmen Sie ein und heben Sie gleichzeitig Ihren Brustkorb nach oben an. Atmen Sie aus und drehen Sie ihn wie eine Spirale weiter nach links auf.*
- *Ziehen Sie dabei Ihre Schultern von den Ohren weg.*
- *Spannen Sie Ihre Beine nun aktiv an, indem Sie Ihre Kniescheiben nach oben zum Becken ziehen.*
- *Alternativ können Sie Ihre Füße auch flach ablegen, anstatt die Zehen aufgestellt zu lassen.*

Wiederholen Sie diesen Flow zur anderen Seite.

Übrigens

Jeder von uns hat einen individuellen Knochenbau. Das ist bei dieser Übung wichtig zu wissen, wenn Sie Ihren Rücken nach hinten beugen und dabei merken, dass es nicht mehr weiter geht. Vielleicht sind Sie schon an Ihrer Grenze angekommen. Respektieren Sie diese und gehen Sie nicht weiter, als Ihnen lieb ist. Es könnte immerhin sein, dass schon Knochen auf Knochen bzw. Wirbel auf Wirbel trifft.
Dies trifft auch auf Ihre Schultergelenke zu. Vielleicht wollen Sie diese lieber nach innen rotieren und die Arme parallel nach vorne ausrichten. Probieren Sie es aus!

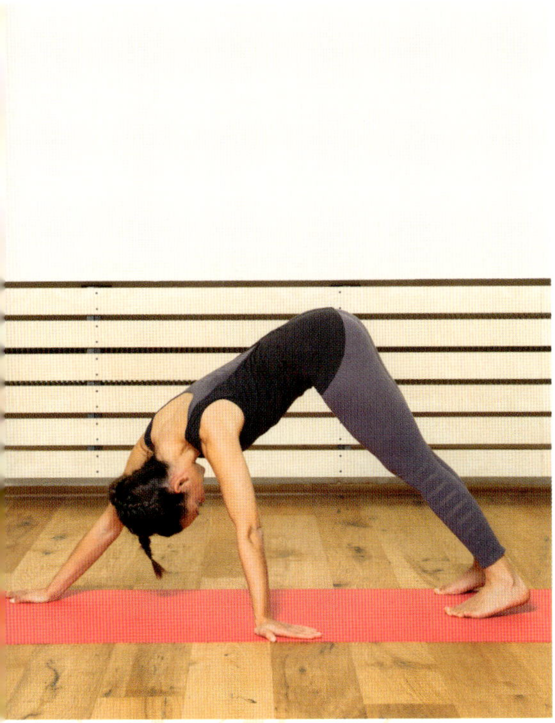

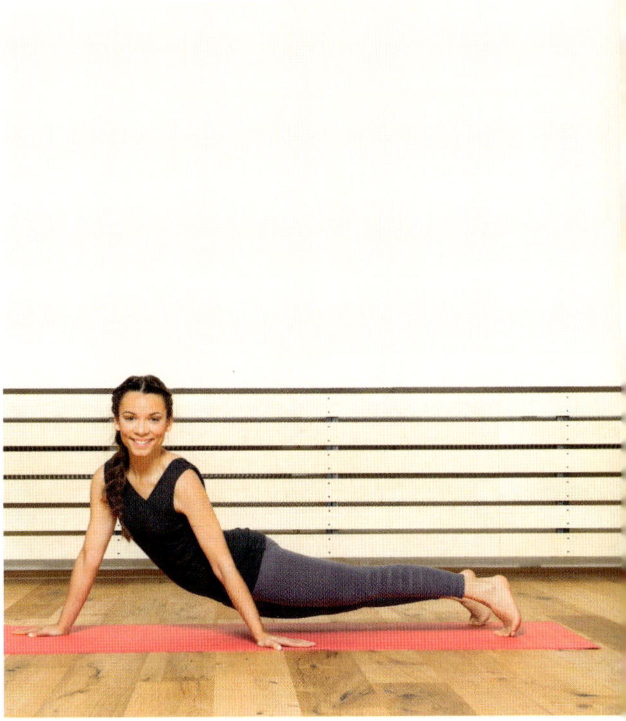

Flow 7: Einsteigen nach Genf

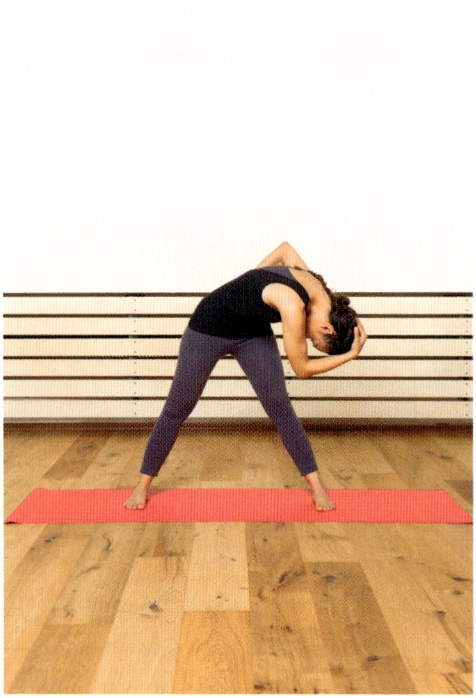

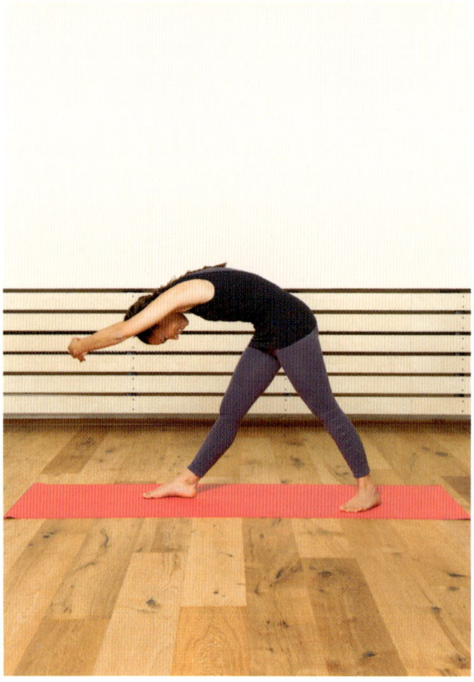

Dehnung der Spirallinie in der Vorbeuge

> Stellen Sie sich in eine Grätsche. Ihre Beine sind gestreckt, die Zehen zeigen nach vorne.
> Greifen Sie den Kopf mit der rechten Hand. Die linke Hand liegt am unteren Rücken.
> Drehen Sie Ihren Oberkörper nach links.
> Atmen Sie aus und beugen Sie ihn nun über das linke Bein. Ziehen Sie Ihr Kinn aktiv in Richtung Brustbein.

Dehnung der Rückenlinie

> Atmen Sie aus, und kreisen Sie Ihren Oberkörper nach rechts.
> Drehen Sie Ihr rechtes Bein im Hüftgelenk nach außen und das linke nach innen.
> Strecken Sie Ihre Arme nach vorne aus. Verzahnen Sie Ihre Finger ineinander.
> Beugen Sie Ihre Arme nach außen. Atmen Sie ein und runden Sie Ihren Rücken.

Dehnung der Spirallinie in der Aufrichtung

> Atmen Sie ein und rollen Sie Ihren Oberkörper langsam nach oben.
> Drehen Sie ihn weiter nach rechts hinten.
> Strecken Sie Ihre Arme weit nach oben aus, und schieben Sie Ihre geflexten Handflächen zur Decke. Spüren Sie den Zug von links bis nach oben in die linke Handfläche.

Wiederholen Sie diesen Flow zur anderen Seite.

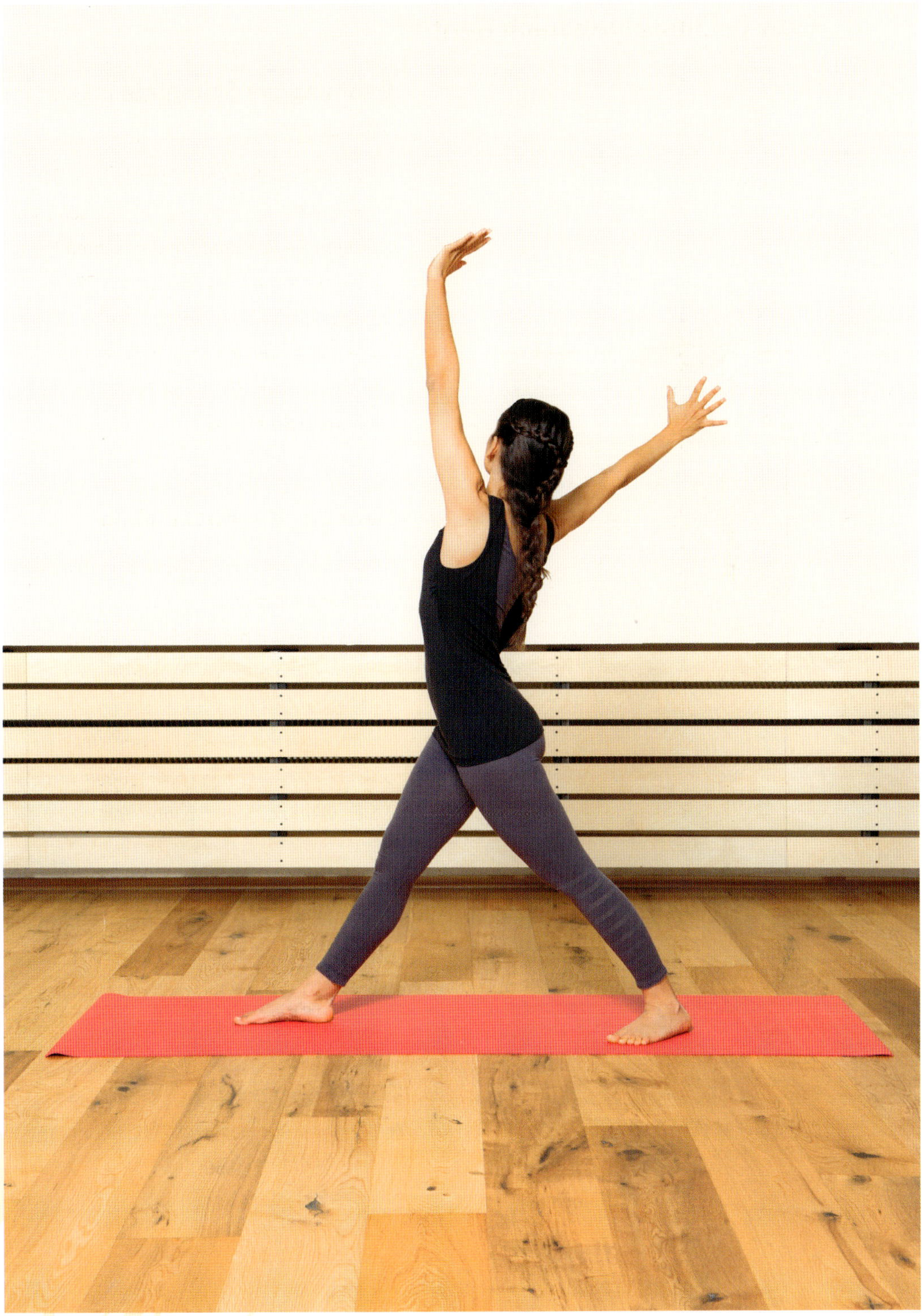

Flow 8: Planmäßiger Halt in Freiburg

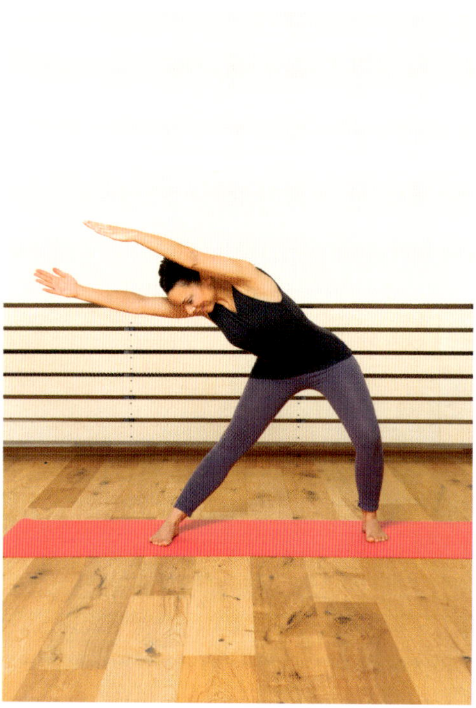

Dehnung der Seitenlinie

> Stellen Sie sich in eine Grätsche. Die Beine sind lang ausgestreckt, die Füße zeigen nach vorne.

> Verlagern Sie nun Ihr Gewicht nach links und verschieben Sie dabei Ihre Hüfte weiter nach links außen. Ihr linkes Bein ist dabei leicht gebeugt.

> Neigen Sie Ihren Oberkörper nach rechts, und drehen Sie ihn etwas ein.

> Ziehen Sie beide Arme lang über Ihren Kopf hinweg. Das rechte Bein bleibt dabei ausgestreckt.

> Pressen Sie aktiv die linke Fußaußenkante in den Boden.

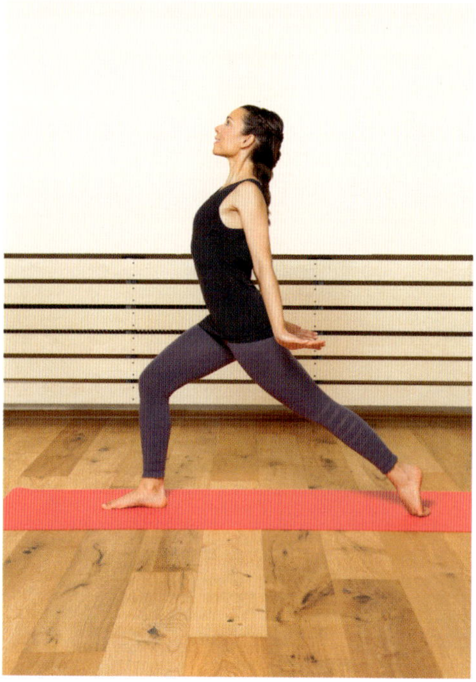

Dehnung der Frontlinie

> Drehen Sie nun das rechte Bein nach außen, und beugen Sie es so, dass das rechte Knie über der rechten Ferse steht.

> Drehen Sie Ihr linkes Bein im Hüftgelenk nach innen. Ziehen Sie das Bein ganz lang nach hinten. Legen Sie Ihren linken Fußspann am Boden ab.

> Senken Sie Ihre Arme weit nach hinten unten ab. Flexen Sie dabei Ihre Hände, sodass die Handflächen weit nach unten in Richtung Boden zeigen.

> Atmen Sie ein, und heben Sie Ihren Brustkorb weit nach vorne oben an. Versuchen Sie Ihr linkes Bein noch weiter nach hinten zu ziehen.

> Alternativ können Sie die Fußsohle statt des Fußspanns ablegen.

Dehnung der Rückenlinie

> *Ziehen Sie Ihr linkes Bein nach vorne. Nun stehen beide Beine etwa hüftbreit geöffnet nebeneinander.*
> *Atmen Sie aus und rollen Sie sich Wirbel für Wirbel nach unten ab.*
> *Greifen Sie mit beiden Händen Ihren Kopf.*
> *Ziehen Sie das Kinn aktiv in Richtung Brustbein. Schließen Sie dabei Ihre Ellbogen. Spüren Sie den Zug von Ihrer Fußsohle bis zum Kopf.*

Wiederholen Sie diesen Flow zur anderen Seite.

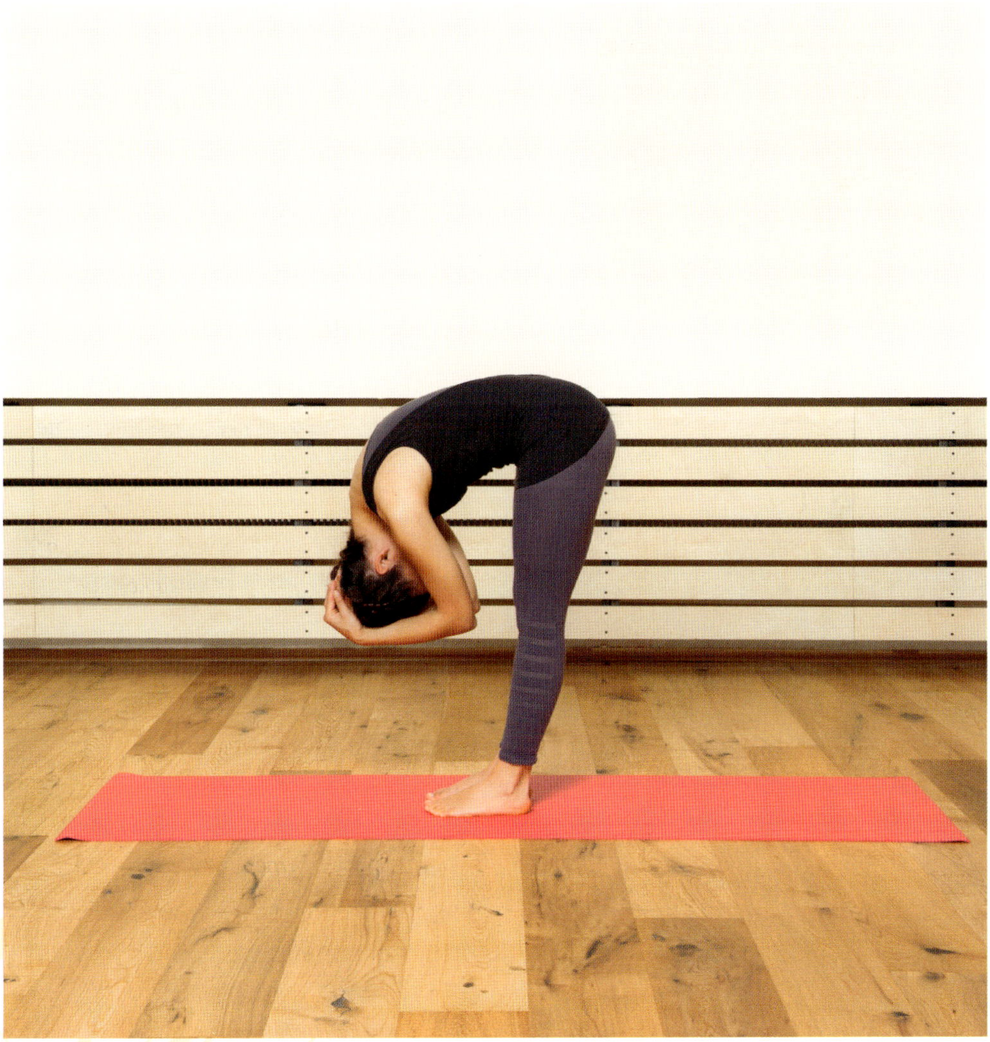

Flow 9: Weiter nach Köln

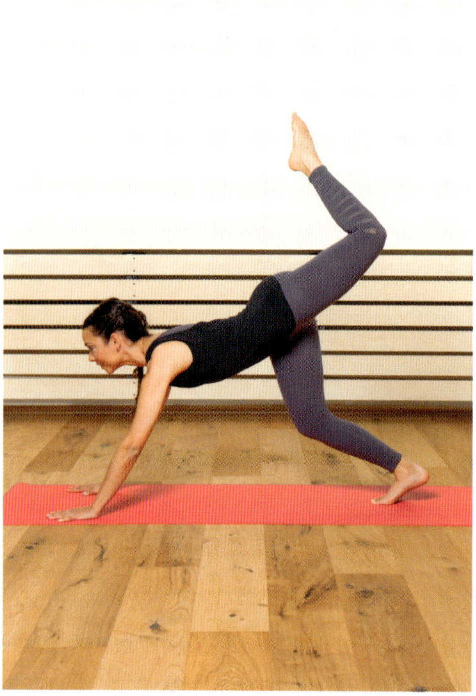

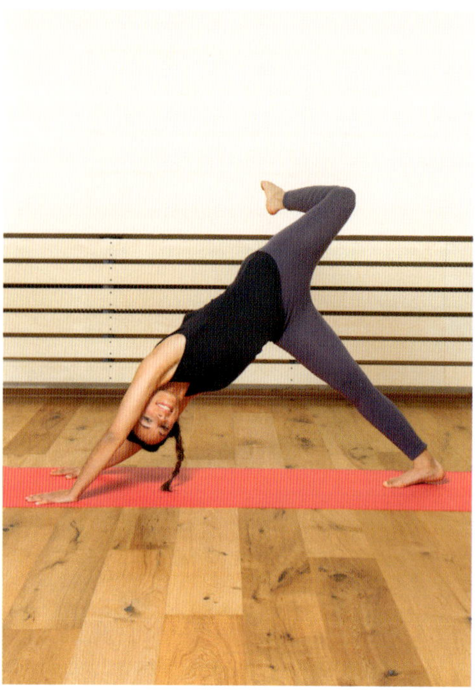

Dehnung der Frontlinie

> Stützen Sie sich mit Ihren Händen weiter als schulterbreit auf Ihrer Matte ab.
> Stellen Sie Ihre Beine weiter als hüftbreit auf den Boden..
> Schieben Sie Ihren Brustkorb nach hinten durch zu den Oberschenkeln, und kippen Sie Ihr Becken, sodass Ihre Sitzknochen nach oben zur Decke zeigen.
> Beugen Sie langsam das rechte Bein, Ihre rechte Ferse löst sich dabei vom Boden.
> Heben Sie langsam das linke Knie weit nach oben zur Decke an.
> Atmen Sie ein, und heben Sie Ihren Brustkorb nach vorne oben an. Schieben Sie ihn aber gleichzeitig in Richtung Boden ab, sodass er sich weitet und öffnet.
> Ihr Kopf ist zwar angehoben, achten Sie aber darauf, dass Sie ihn nicht zu sehr in den Nacken legen. Sonst stauchen Sie Ihre Halswirbelsäule zu sehr.

Dehnung der Spirallinie in der Aufrichtung

> Atmen Sie aus, drehen Sie Ihre Hüfte nach links, das linke Knie zieht nach rechts.
> Drehen Sie gleichzeitig Ihren Brustkorb nach links auf.
> Drücken Sie die rechte Handfläche etwas fester in den Boden.
> Strecken Sie entweder Ihr rechtes Bein aus, oder winkeln Sie es stärker an. Versuchen Sie Ihr linkes Knie weit nach rechts herüberzuziehen.

Dehnung der Rückenlinie

> *Drehen Sie Ihre linke Beckenhälfte nun wieder einwärts.*
> *Ziehen Sie Ihr linkes Knie nach vorne in Richtung Brustkorb.*
> *Runden Sie dabei gleichzeitig Ihren Rücken, und ziehen Sie das Kinn in Richtung Brustbein. Versuchen Sie Ihre Nasenspitze bzw. Ihre Stirn in Richtung Knie zu ziehen.*
> *Strecken Sie gleichzeitig Ihr rechtes Bein lang aus.*
> *Senken Sie Ihre rechte Ferse in Richtung Boden nur so weit ab, wie es die Beweglichkeit in Ihrer rechten Beinrückseite erlaubt.*
> *Genießen Sie diese wunderbare Dehnung.*

Wiederholen Sie diesen Flow zur anderen Seite.

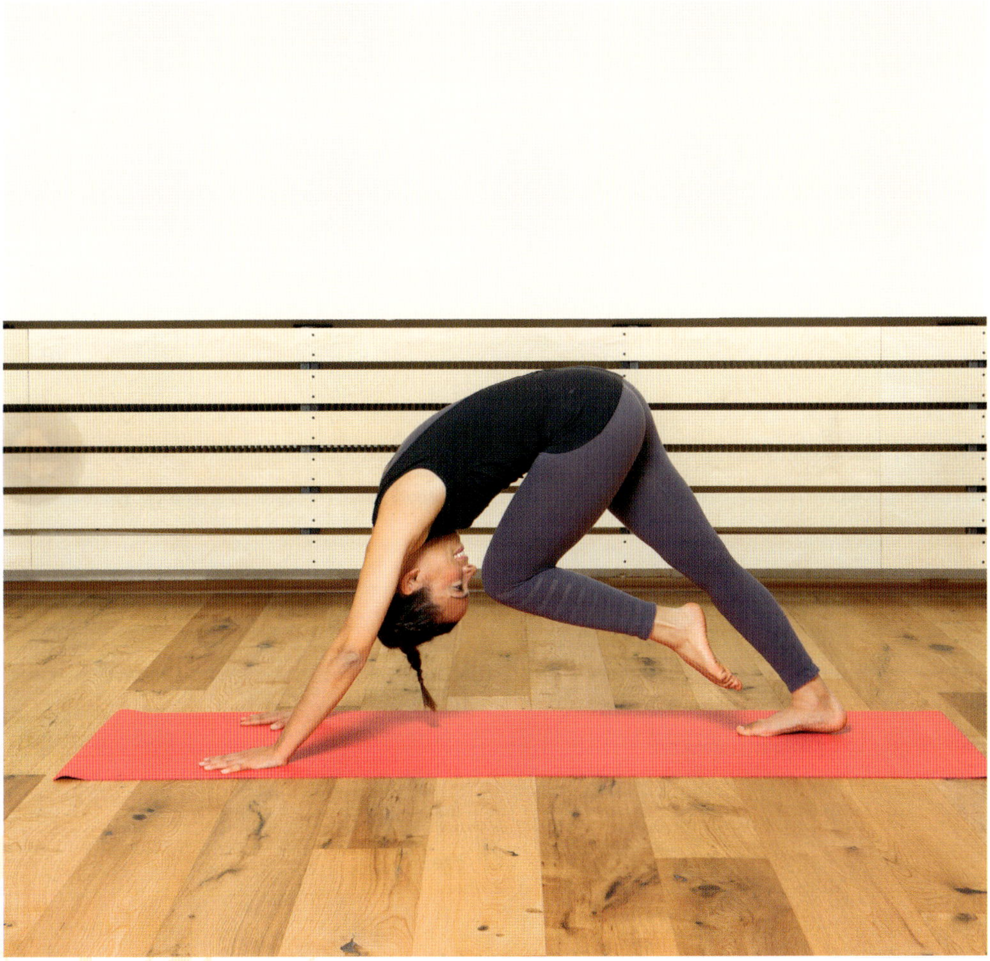

Flow 10: Aufenthalt in Bremerhaven

Dehnung der Rückenlinie

- *Kommen Sie auf Ihrer Matte in einen langen, tiefen Ausfallschritt. Das rechte Bein ist aufgestellt, das rechte Knie befindet sich über der rechten Ferse.*
- *Das linke Bein ist lang nach hinten ausgestreckt, die Kniekehle ist geöffnet. Die linke Ferse schiebt nach hinten unten in Richtung Boden. Vom Gefühl her möchten Sie Ihre Ferse auf dem Boden ablegen.*
- *Stützen Sie sich auf Ihren Unterarmen ab.*
- *Atmen Sie aus, und runden Sie dabei Ihren Rücken ähnlich wie eine Katze zur Decke. Ziehen Sie gleichzeitig Ihr Kinn zum Brustbein und spüren Sie dabei in die Dehnung vom Scheitel bis zur Ferse hinein.*

Übrigens
Wenn Sie Schwierigkeiten haben, Ihre Unterarme abzulegen, können Sie sich gern auf Ihren Händen oder Fingerspitzen abstützen. Alternativ geht auch ein Kissen, oder Sie verwenden Yogablöcke oder die Sitzfläche eines Stuhls.

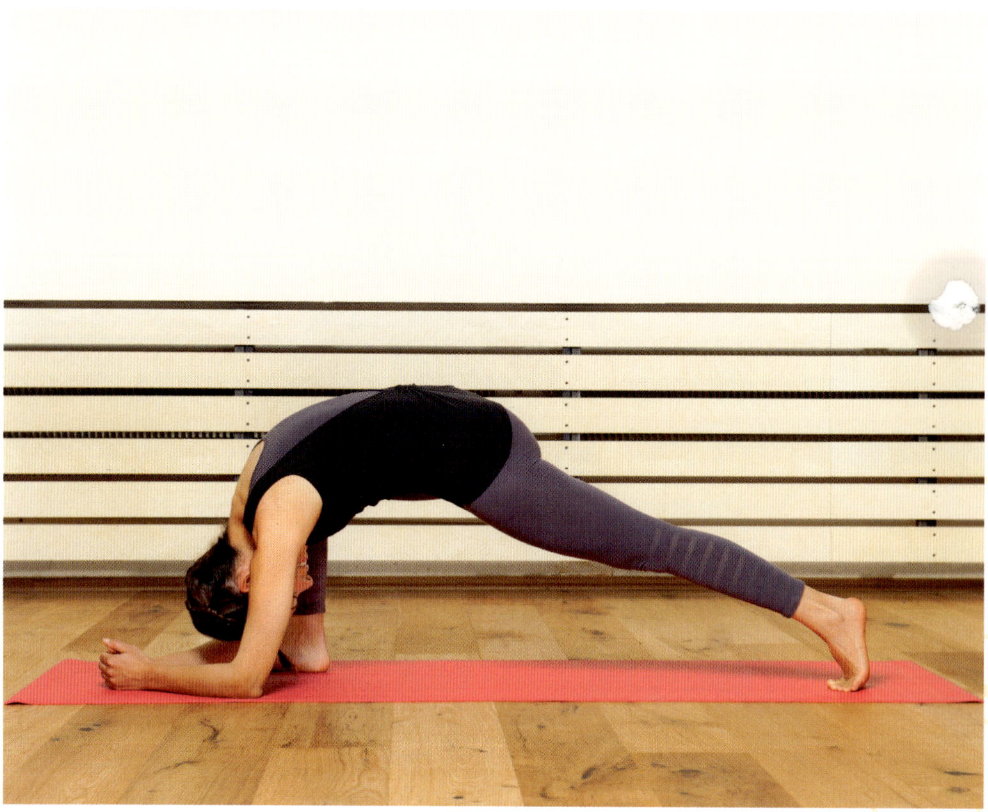

Dehnung der Seitenlinie

> Atmen Sie ein, strecken Sie Ihren Rücken aus, legen Sie Ihr linkes Knie am Boden ab. Ihre linken Zehen sind aufgestellt.
> Heben Sie Ihre Unterarme vom Boden und stützen Sie sich auf Ihren Händen ab. Wandern Sie nun auf Ihren Händen auf der linken Seite weit von Ihrem Körper weg.
> Schieben Sie gleichzeitig Ihr rechtes Knie nach außen.
> Geben Sie ruhig etwas mehr Gewicht auf die rechte Fußaußenkante, die Innenkante darf sich vom Boden lösen.
> Spielen Sie auch mit verschiedenen Winkeln. Probieren Sie mal aus, wie es ist, wenn Sie sowohl in Position 1 als auch in Position 2 Ihren Oberkörper in die andere Richtung neigen, drehen oder öffnen. Ist das vielleicht eine neue Bahn, die Sie entdeckt haben? Verhalten Sie sich ähnlich wie ein neugieriges Kind, das stetig Lust darauf hat, Neues zu entdecken und auszuprobieren. Das macht Spaß!

Wiederholen Sie diesen Flow zur anderen Seite.

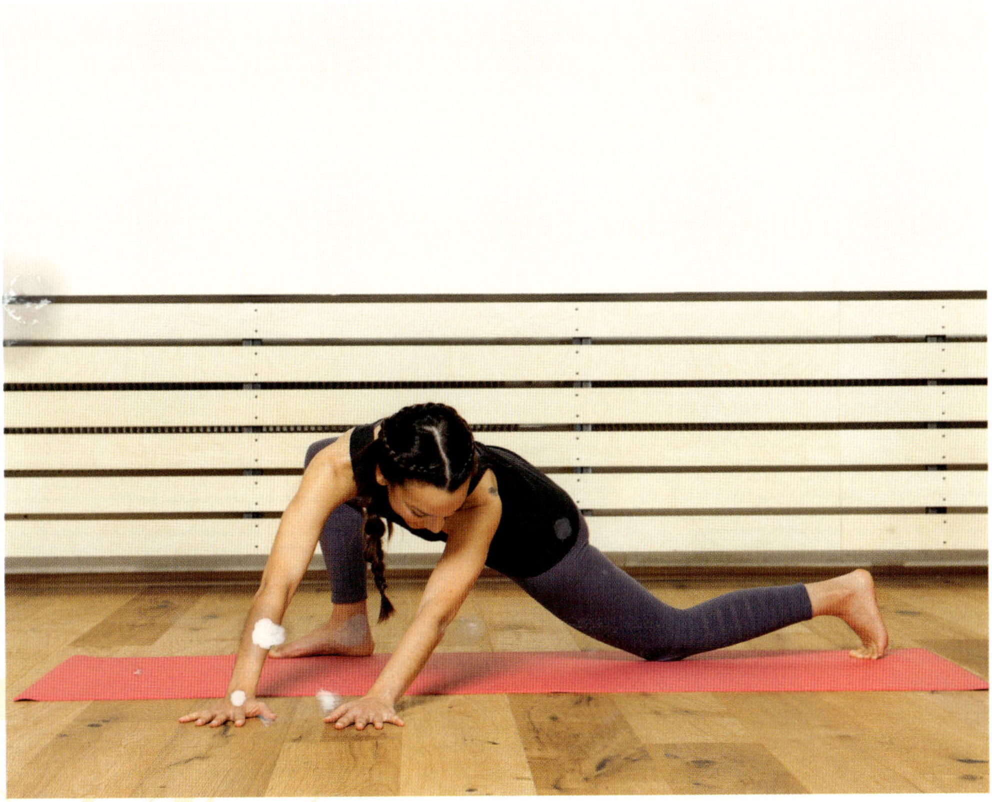

Flow 11: Abstecher nach Hannover

Dehnung der Rückenlinie

> *Stützen Sie sich auf Ihren Händen im Vierfüßlerstand ab. Ihre Arme befinden sich weiter vom Körper weg.*
> *Strecken Sie Ihr linkes Bein lang nach hinten aus. Stemmen Sie Ihren Fußballen fest in den Boden.*
> *Ziehen Sie das rechte Knie gebeugt nach vorne.*
> *Drücken Sie den rechten Fußballen in den Boden. Spüren Sie, wie Sie Ihre Fußsohlen auf beiden Seiten dehnen.*
> *Pressen Sie Ihre Handflächen fest in den Boden, und formen Sie Ihren Rücken zu einem Katzenbuckel, ziehen Sie dabei Ihr Kinn zum Knie. Fühlen Sie, wie Sie Ihre gesamte rückwärtige Faszienlinie nun dehnen.*

Dehnung der Seitenlinie

> *Senken Sie Ihr rechtes Knie ab. Drehen Sie Ihren rechten Unterschenkel nach außen.*
> *Drehen Sie Ihre linke Ferse nach innen. Lösen Sie Ihre linke Hand vom Boden und drehen Sie Ihren Körper nach ganz nach links auf.*
> *Atmen Sie aus und strecken Sie den linken Arm lang über Ihren Kopf aus.*
> *Schieben Sie gleichzeitig aktiv Ihre linke Ferse in den Boden.*
> *Kreisen Sie Ihre Schultern nach hinten, ziehen Sie sie von Ihren Ohren weg.*
> *Neigen Sie Ihren Rumpf etwas mehr zur Seite, sodass sich Ihre linke Flankenseite mehr nach oben aufdehnen kann. Spüren Sie die Zugspannung auf Ihrer seitlichen Faszienbahn.*

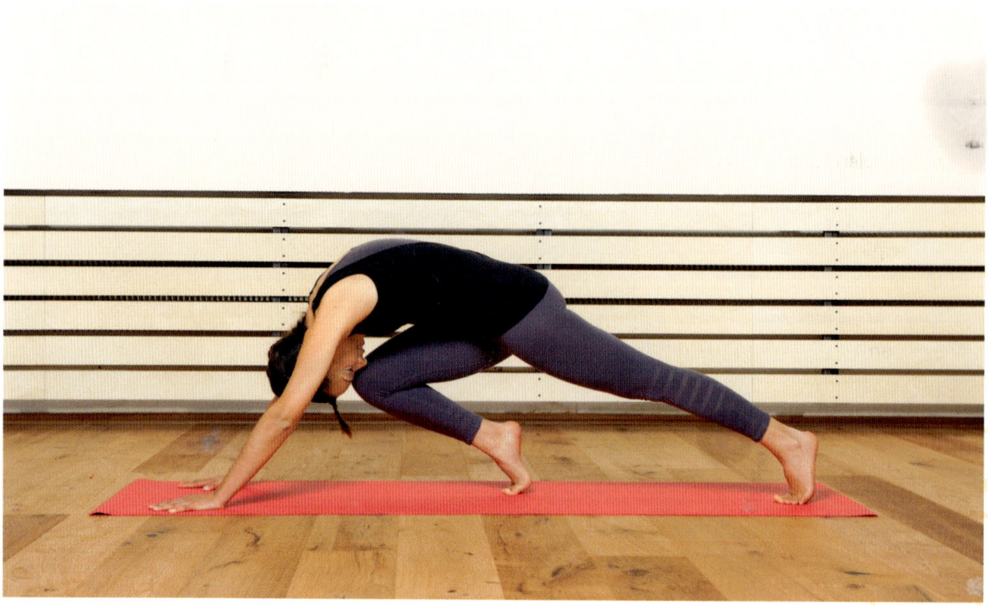

Dehnung der Frontlinie

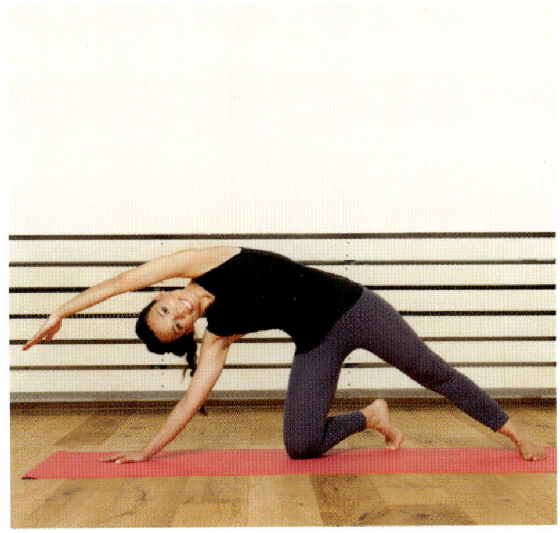

> Atmen Sie aus, und drehen Sie sich wieder einwärts. Setzen Sie sich mit Ihrer rechten Pobacke auf Ihrer rechten Ferse ab.
> Strecken Sie Ihr linkes Bein lang nach hinten aus, Ihr linkes Knie ist abgelegt. Beide Fußrücken liegen am Boden auf.
> Stützen Sie sich mit den Händen so ab, dass Ihre Fingerspitzen nach hinten zeigen. Kreisen Sie Ihre Schultern nach hinten, und ziehen Sie sie von den Ohren weg.
> Atmen Sie ein, und heben Sie Ihren Brustkorb weit nach oben an. Spüren Sie die angenehme Dehnung auf Ihrer Frontlinie und in Ihren Armen.
> Erinnern Sie sich daran, sich nur so weit aufzurichten, wie es Ihre persönliche Rückbeuge in der Wirbelsäule zulässt.
> Alternativ können Sie Ihre Hände auf zwei Yogablöcke abstützen. Kaffeeblöcke tun es übrigens auch.

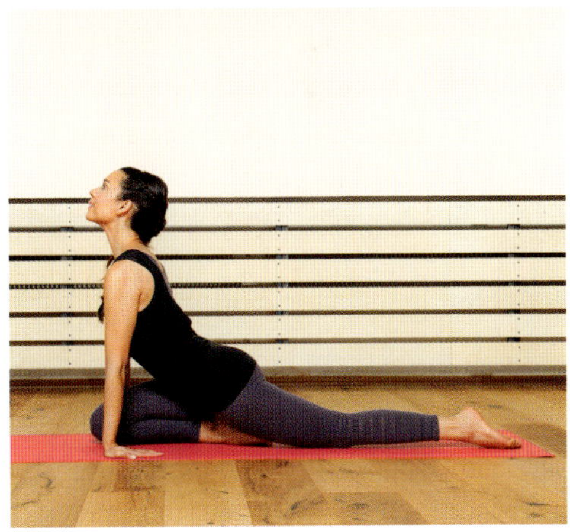

Wiederholen Sie diesen Flow zur anderen Seite.

Übrigens

Wenn es Ihnen mit den Fingerspitzen nach hinten zu unangenehm ist, können Sie Ihre Hände bei der letzten Pose auch nach vorne ausrichten. Die Betonung liegt auf zu, also trauen Sie sich ruhig, zu dehnen. Auch hier können Sie alternativ Ihre Hände mit Blöcken oder Büchern erhöhen.

Flow 12: Weiterfahrt nach Kassel

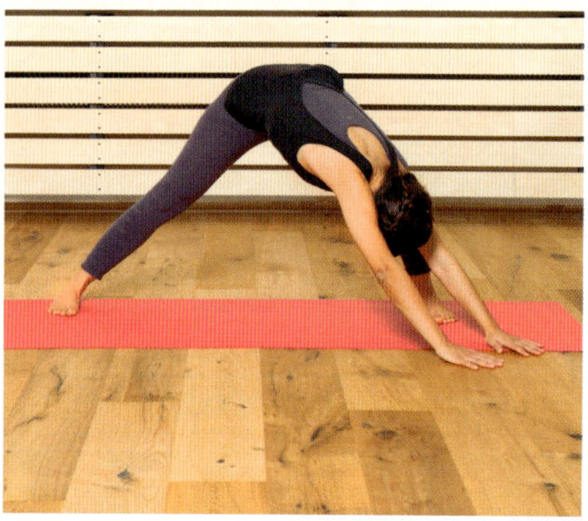

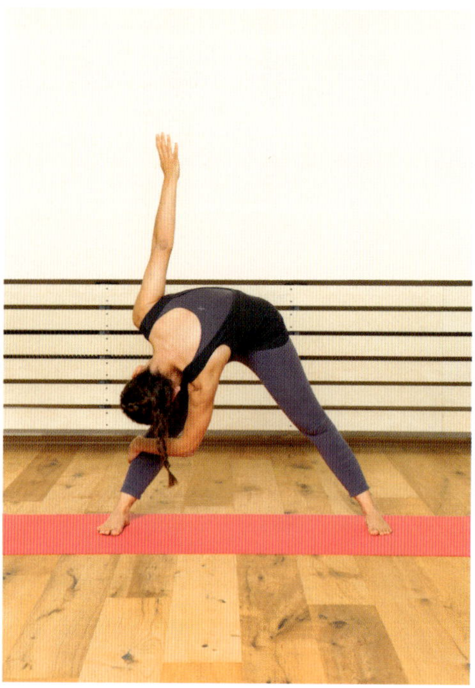

Dehnung der Seitenlinie

> Stellen Sie sich in eine Grätsche. Ihr linkes Bein ist nach außen gedreht, Ihr rechtes nach vorne ausgerichtet.
> Beugen Sie Ihr linkes Bein, und senken Sie Ihren Oberkörper nach links ab.
> Halten Sie Ihren Rücken ganz lang, und stützen Sie sich mit beiden Händen am Boden ab. Wandern Sie mit Ihren Händen so weit es geht nach vorne. Achten Sie dabei darauf, dass Sie Ihre rechte Fußaußenkante aktiv am Boden halten.
> Spüren Sie den seitlichen Faszienzug auf der rechten Seite.
> Atmen Sie ein und verstärken Sie die Dehnung, indem Sie Ihren rechten Arm noch weiter nach vorne ausstrecken.
> Öffnen Sie ruhig Ihre Arme noch weiter, sodass Sie ein angenehmes Gefühl in den Schultergelenken haben. Engen Sie sich hier nicht zu sehr ein. Geben Sie Ihren Gelenken mehr Freiraum!

Dehnung der Spirallinie in der Vorbeuge

> Strecken Sie Ihr linkes Bein aus, und drehen Sie es nach innen, sodass der linke Fuß nach vorne zeigt.
> Atmen Sie aus und bewegen Sie Ihren Oberkörper untenherum nach rechts.
> Greifen Sie Ihren rechten Unterschenkel von außen mit der linken Hand; alternativ können Sie auch Ihr rechtes Knie oder Ihren rechten Oberschenkel greifen.

> *Atmen Sie aus. Ziehen Sie nun Ihren Brustkorb näher zum rechten Bein, und runden Sie dabei Ihren Rücken.*
> *Strecken Sie Ihren rechten Arm nach oben aus, Ihre Hand ist leicht geflext, Ihr Handballen schiebt etwas nach oben, Ihre Finger ziehen nach unten.*

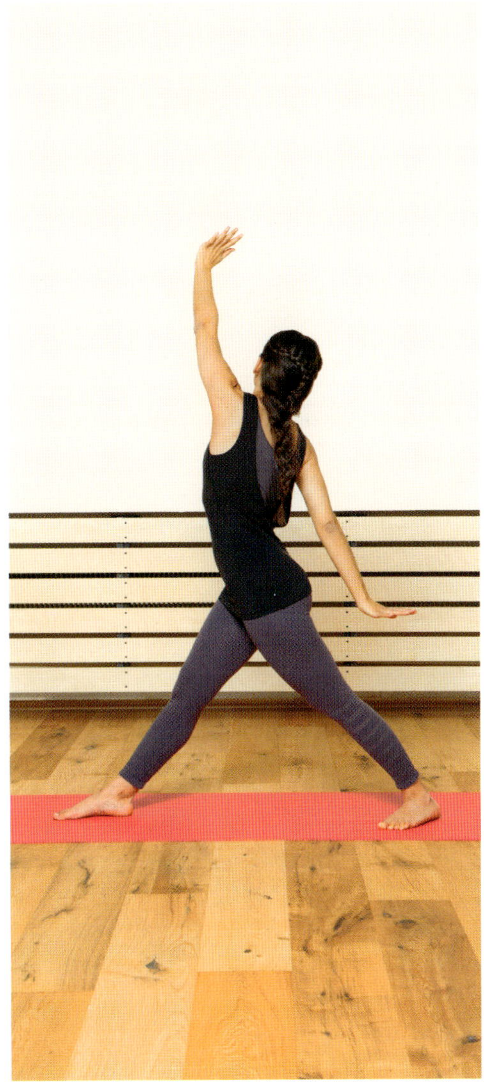

Dehnung der Spirallinie in der Aufrichtung

> *Atmen Sie ein und richten Sie den Oberkörper langsam auf. Drehen Sie dabei das linke Bein weiter nach innen und das rechte Bein im Hüftgelenk weiter nach außen.*
> *Rotieren Sie Ihre Brustwirbelsäule nach rechts. Strecken Sie gleichzeitig Ihren linken Arm nach oben aus, und senken Sie Ihren rechten Arm nach unten ab.*
> *Beide Hände sind geflext. Die linke Handfläche schiebt nach oben, die rechte schiebt nach unten.*
> *Drücken Sie beide Fußaußenkanten aktiv in den Boden. Weiten Sie Ihren Brustkorb, indem Sie ihn nach oben anheben.*
> *Führen Sie eine leichte Rückbeuge aus, d.h., Sie beugen Ihren Rücken etwas nach hinten. So verstärken Sie den Zug entlang der Spirallinie.*
> *Strecken Sie gerne auch mal beide Arme gleichzeitig nach oben und unten aus. Verzahnen Sie dabei Ihre Finger.*

Wiederholen Sie diesen Flow zur anderen Seite.

Flow 13: Zurück nach Norden

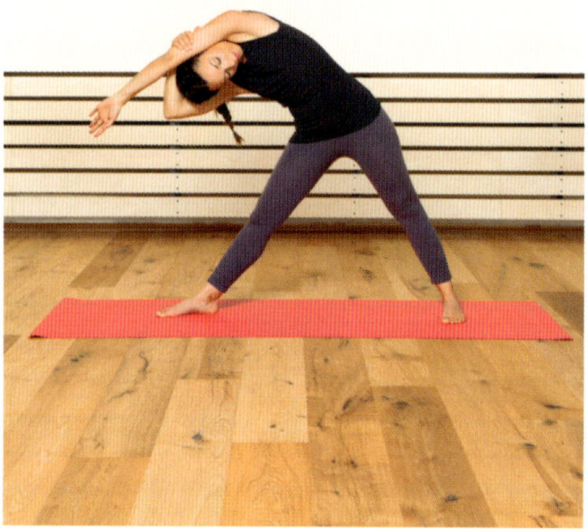

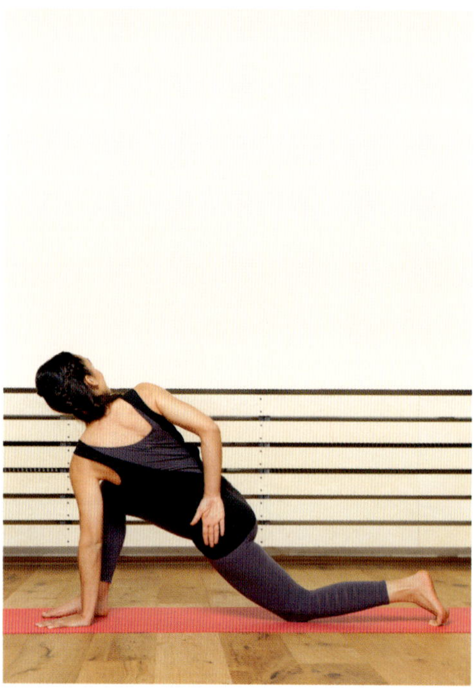

Dehnung der Seitenlinie

- Öffnen Sie Ihre Beine, sodass die Füße eine Beinlänge auseinander stehen. Dabei ist das rechte Bein im Hüftgelenk nach außen gedreht, Ihr linkes Bein im Hüftgelenk neutral nach vorne ausgerichtet.
- Beide Beine sind gestreckt. Atmen Sie aus, und beugen Sie Ihren Oberkörper zur rechten Seite.
- Legen Sie Ihren linken Arm auf Ihrem linken Ohr ab. Holen Sie Ihren rechten Arm von unten, und legen Sie die rechte Hand von hinten auf dem linken Arm ab. Ihre rechte Hand macht Ihren linken Arm schwerer. Durch das Gewicht Ihres linken Arms wird der Zug der seitlichen Bahn verstärkt. Spüren Sie auch, wie Ihre linke Nackenseite gedehnt wird.

Dehnung der Spirallinie in der Aufrichtung

- Rotieren Sie Ihren Oberkörper nach innen zum rechten Bein, und senken Sie Ihren Rumpf nach vorne ab.
- Strecken Sie Ihr linkes Bein nach hinten aus, und legen Sie Ihr Knie am Boden ab.
- Stützen Sie sich mit Ihrer linken Hand am Boden ab. Wickeln Sie Ihren rechten Arm um Ihren Rücken.
- Atmen Sie aus und drehen Sie sich im Brustkorb nach rechts auf.
- Rotieren Sie mit dem Einatmen Ihre Wirbelsäule zurück zur Mitte, und stützen Sie sich mit beiden Händen am Boden ab.

Dehnung der Rückenlinie

> *Ausatmen, schwingen Sie Ihr rechtes Bein nach hinten, öffnen Sie die Beine so breit wie ihre Matte und verlagern Sie Ihr Körpergewicht nach hinten oben. Ihre Sitzknochen zeigen nach oben, Ihr Rücken ist lang.*

> *Alternativ können Sie in dieser Pose auch Ihren Rücken runden und Ihr Kinn zum Brustbein ziehen. Die Fersen dürfen sich bei dieser Variation vom Boden lösen.*

> *Bewegen Sie Oberkörper und Beine leicht.*

Wiederholen Sie diesen Flow zur anderen Seite.

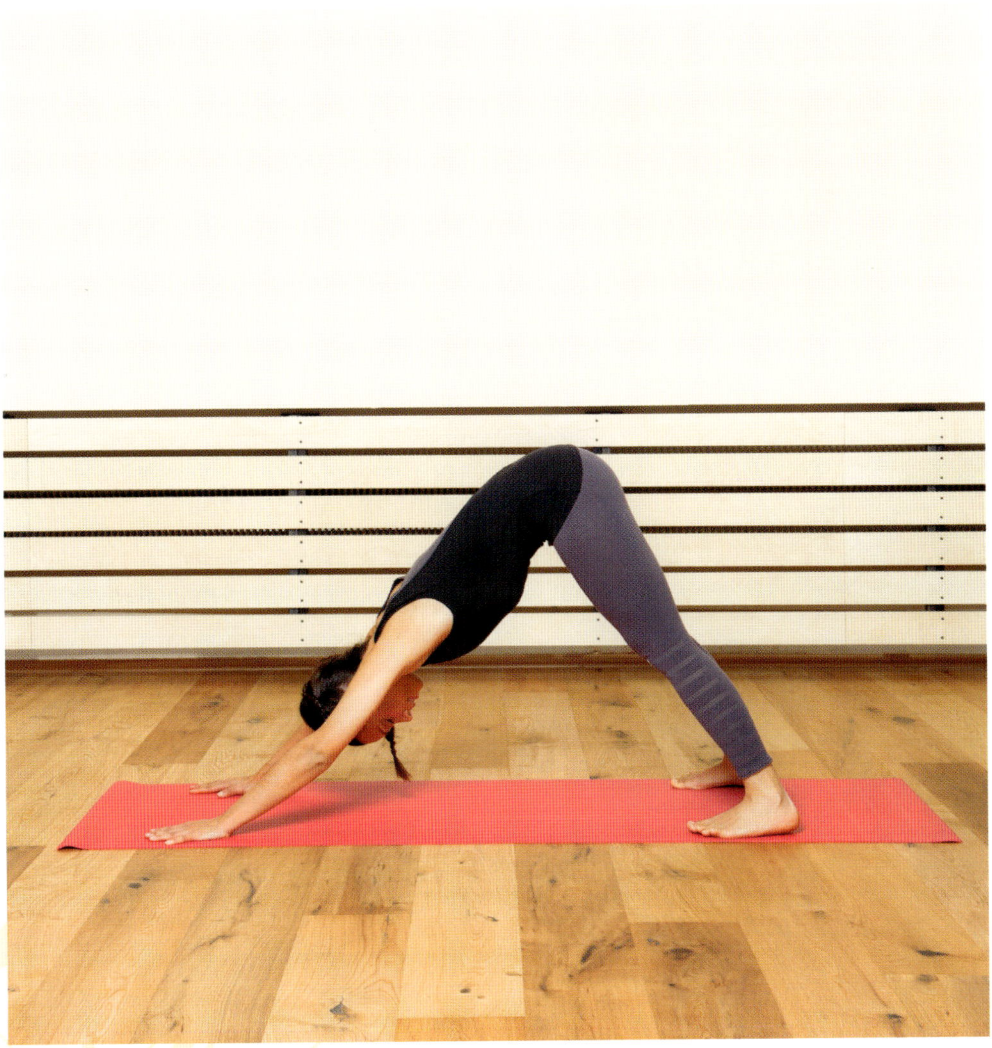

Flow 14: Hallo Hamburg!

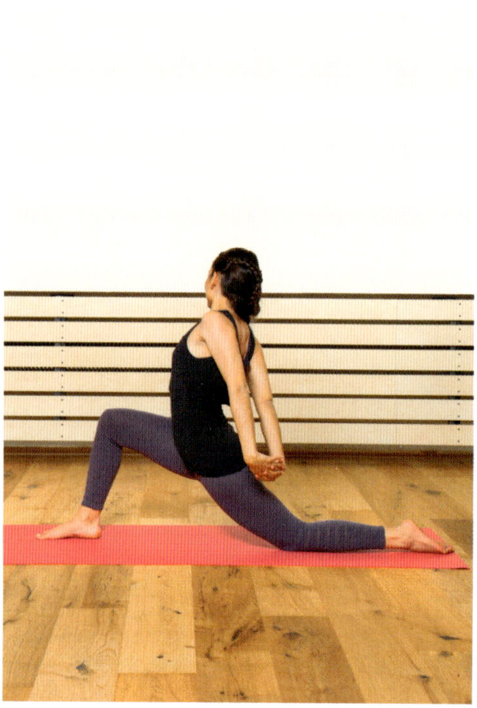

Dehnung der Spirallinie in der Aufrichtung

> *Machen Sie einen langen und tiefen Ausfallschritt; Ihr linkes Knie ist abgelegt, Ihr rechtes Bein ist aufgestellt.*
> *Atmen Sie ein, und heben Sie Ihren Brustkorb an. Beugen Sie Ihren Rücken nach hinten, und verzahnen Sie Ihre Finger hinter Ihrem Rücken.*
> *Drehen Sie Ihren Oberkörper nach rechts, ziehen Sie Ihre Arme nach links.*
> *Lassen Sie mit jedem Ausatmen Ihre linke Beckenhälfte sinken.*
> *Achten Sie auf Ihren unteren Rücken, und spüren Sie, wie weit Sie eine Rückbeuge machen können.*
> *Bringen Sie mehr Bewegung in Ihre Pose, indem Sie Ihren Oberkörper nach rechts und links drehen.*

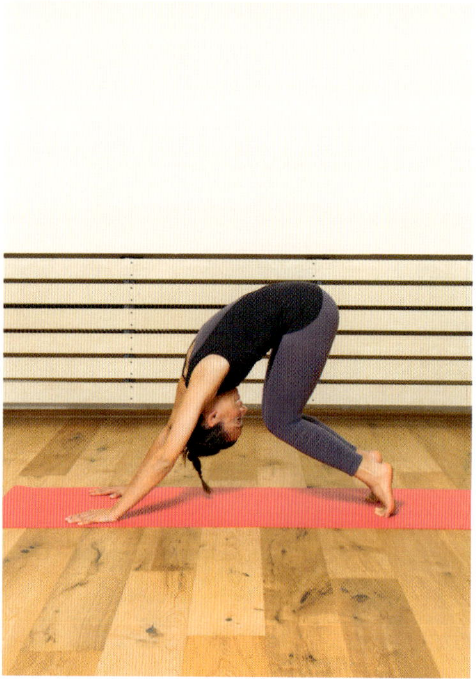

Dehnung der Rückenlinie

> *Drehen Sie Ihren Oberkörper zurück zur Mitte und stützen Sie sich mit weitgespreizten Fingern am Boden ab.*
> *Atmen Sie aus, und schwingen Sie nun das rechte Bein nach hinten, sodass beide Füße nebeneinander parallel aufgestellt sind. Stemmen Sie Ihre Zehen und Ihre Fußballen in den Boden.*
> *Beugen Sie Ihre Beine, und dehnen Sie Ihren Rücken nach oben zur Decke auf, lassen Sie ihn von einer imaginären Sonne erwärmen. Neigen Sie gleichzeitig Ihren Kopf und ziehen Sie Ihre Nase zu den Knien.*

Dehnung der Seitenlinie

> *Verlagern Sie Ihr Gewicht wieder etwas nach vorne und rotieren Sie Ihre Knie nach links. Senken Sie Ihr rechtes Knie zum Boden ab.*
> *Öffnen Sie Ihren Oberkörper, und drehen Sie Ihren Brustkorb weit nach links zur Decke.*
> *Atmen Sie ein, schicken Sie Ihren linken Arm lang über Ihren Kopf hinweg nach hinten und öffnen Sie ihn. Flexen Sie dabei Ihre linke Hand. Spüren Sie den Zug bis nach oben zur Hand.*
> *Alternativ können Sie das linke Bein auch ausstrecken und die linke Fußaußenkante in den Boden stemmen.*
> *Mit dieser Variation bearbeiten Sie die komplette Seitenlinie auf der linken Seite.*

Wiederholen Sie diesen Flow zur anderen Seite.

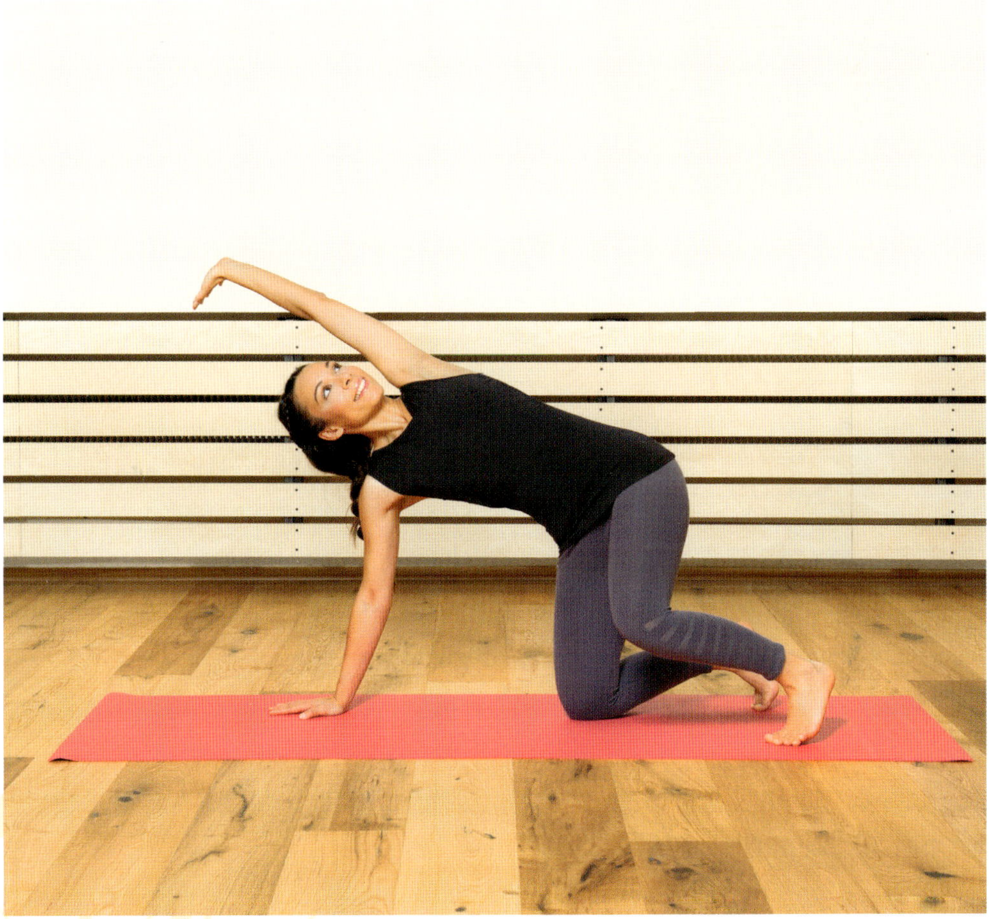

Flow 15: Mit der Regionalbahn nach Lübeck

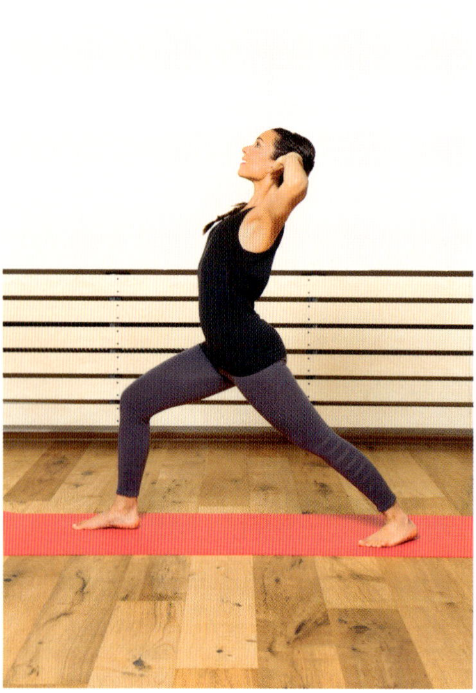

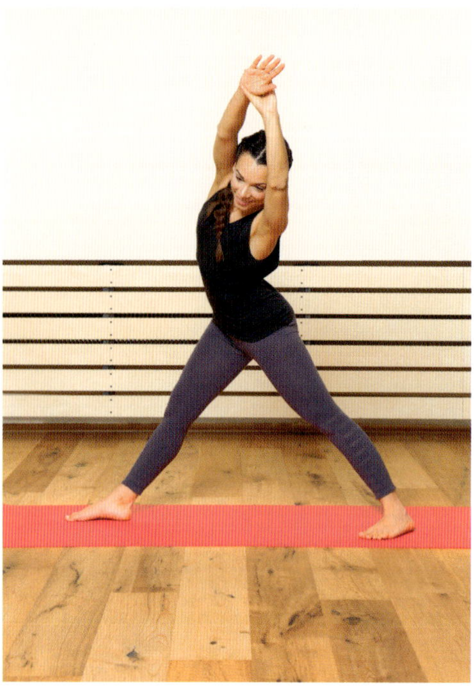

Dehnung der Frontlinie

> *Stellen Sie sich in einen Ausfallschritt, das rechte Bein ist gebeugt, das linke Bein ist gestreckt. Ihr Becken ist so ausgerichtet, dass beide Beckenknochen wie zwei Scheinwerfer nach vorne leuchten.*
> *Legen Sie Ihre Handflächen an Ihren Hinterkopf, und öffnen Sie Ihre Ellbogen weit nach hinten.*
> *Heben Sie mit dem Einatmen Ihren Brustkorb nach oben an, beugen Sie Ihren Rücken nach hinten. Richten Sie Ihren Blick schräg nach oben. Spüren Sie die Dehnung entlang Ihrer faszialen Frontlinie.*

Dehnung der Seitenlinie

> *Strecken Sie Ihr rechtes Bein. Beugen Sie Ihren Oberkörper nach links, ziehen Sie dabei mit der linken Hand am rechten Arm.*
> *Verschieben Sie Ihre Hüfte etwas nach rechts. Atmen Sie ein.*
> *Richten Sie Ihren Oberkörper wieder zur Mitte auf.*
> *Damit Sie stabil stehen und Ihre Plantarfaszien ebenfalls Freude an dieser Postion finden, geben Sie im rechten Fuß mehr Gewicht auf Ihre Fußinnenkanten und beim linken Fuß mehr auf die Außenkante.*
> *Trauen Sie sich ruhig und schießen Sie auch mal über das Ziel hinaus, indem Sie Ihre Hüfte noch weiter nach rechts hinausschieben. Auch wenn das eventuell bedeutet, dass Sie umfallen. Macht nichts, lachen Sie darüber, Ihre Faszien werden mitlachen.*

> *Neigen Sie nun Ihren Oberkörper zur anderen Seite und verschieben Sie Ihre Hüfte etwas nach links. Atmen Sie ein und ziehen Sie mit der rechten Hand am linken Arm. Ihre Beine bleiben dabei immer in der gleichen Position.*

> *Die Fußaußenkanten drücken zum Boden.*

> *Spielen Sie mit dem Oberkörper und mit den Armen in verschiedenen Positionen. Seien Sie kreativ, und experimentieren Sie ein wenig herum.*

Wiederholen Sie diesen Flow zur anderen Seite.

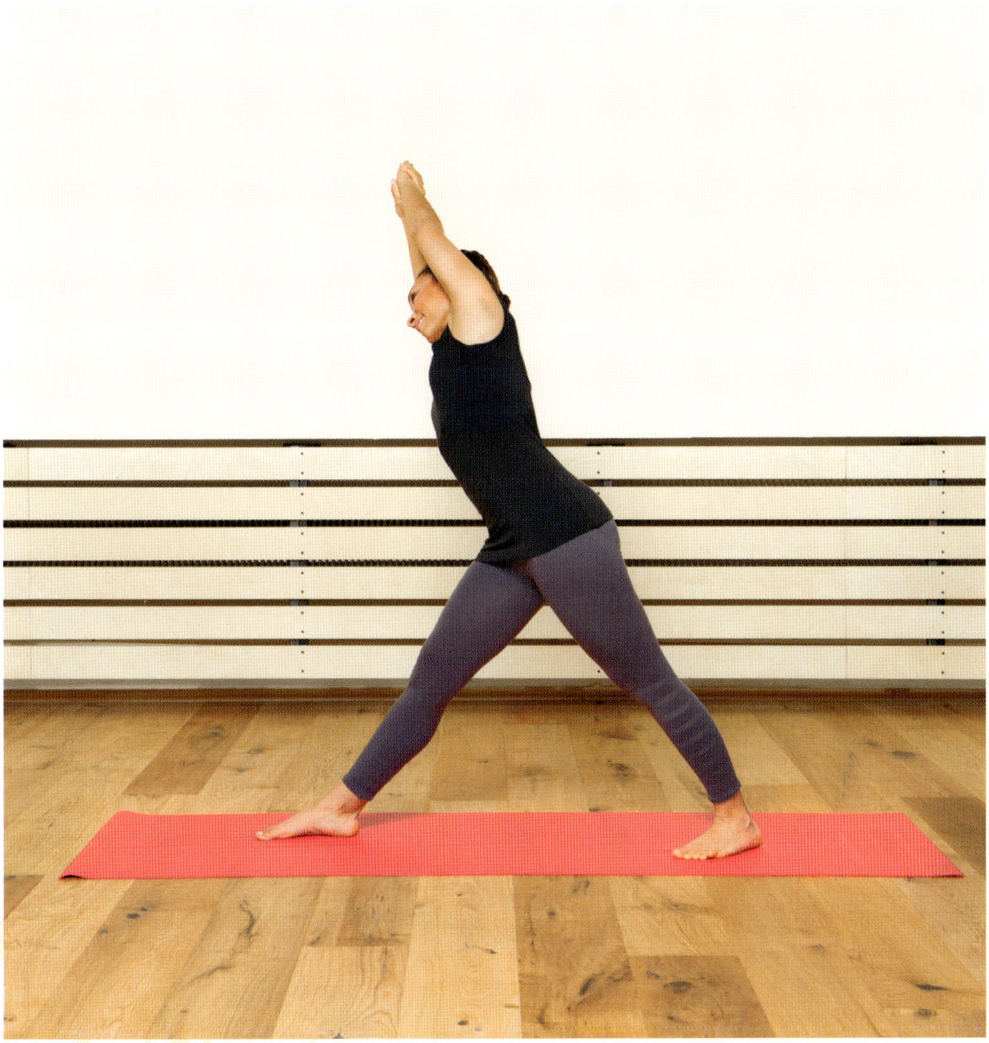

Flow 16: Weiter nach Sylt

Dehnung der Seitenlinie

> Stützen Sie sich mit Ihrer rechten Hand weiter vom Körper weg am Boden ab. Ihr rechtes Knie ist gebeugt und liegt ebenfalls am Boden auf, Ihr linkes Bein ist lang nach hinten ausgestreckt.

> Greifen Sie mit Ihrer linken Hand entweder Ihren linken Oberschenkel, Ihre Kniekehle oder Ihren Unterschenkel. Ihr Oberkörper ist dabei stark nach links geneigt.

> Spüren Sie die fasziale Dehnung auf der rechten Seitenlinie.

Dehnung der Spirallinie in der Aufrichtung

> Lösen Sie die linke Hand vom linken Bein, und öffnen Sie mit dem Einatmen Ihren Brustkorb nach links. Drehen Sie dabei Ihre linke Ferse nach innen, sodass die linke Fußsohle am Boden aufliegt.

> Kreisen Sie Ihre rechte Schulter nach hinten, ziehen Sie sie vom rechten Ohr weg.

Dehnung der Frontlinie

> Atmen Sie aus, und drehen Sie Ihren Oberkörper und Ihre linke Beckenhälfte wieder einwärts. Führen Sie Ihre Hände weiter nach vorne vom Körper weg. Stützen Sie sich mit beiden Händen schulterbreit ab.

> Bringen Sie beide Knie nebeneinander auf Ihre Matte, und lösen Sie dabei langsam Ihre Unterschenkel vom Boden. Heben Sie gleichzeitig Ihren Brustkorb nach vorne oben an. Achten Sie darauf, dass Sie nicht in den Schultern durchhängen.

Wiederholen Sie diesen Flow zur anderen Seite.

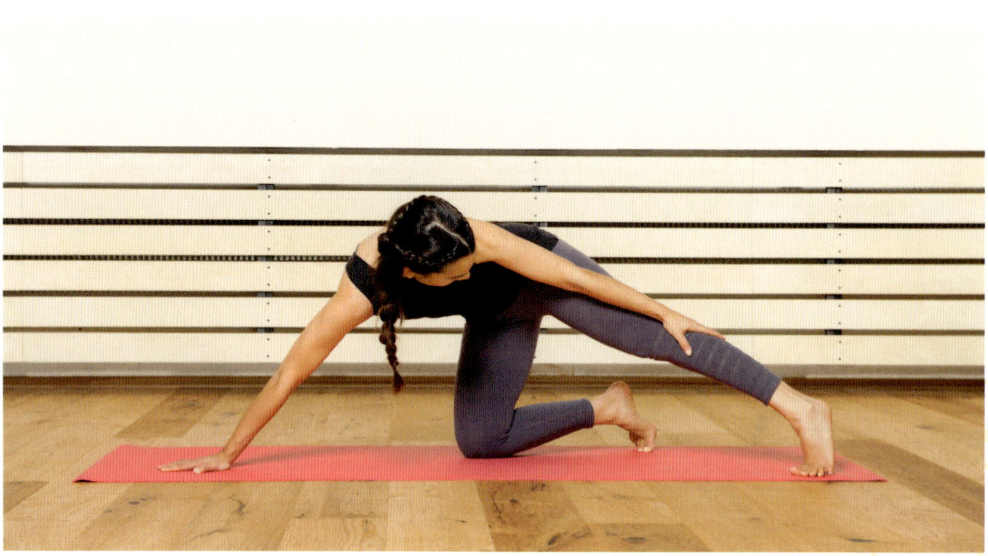

Übrigens

Sie können gern Ihre Knie mit einer Decke unterlegen. Und wenn Sie da gerade so genüsslich in der zweiten Position sind, federn Sie doch 4- bis 6-mal mit dem linken Arm nach hinten. Fühlt sich toll an, nicht wahr?

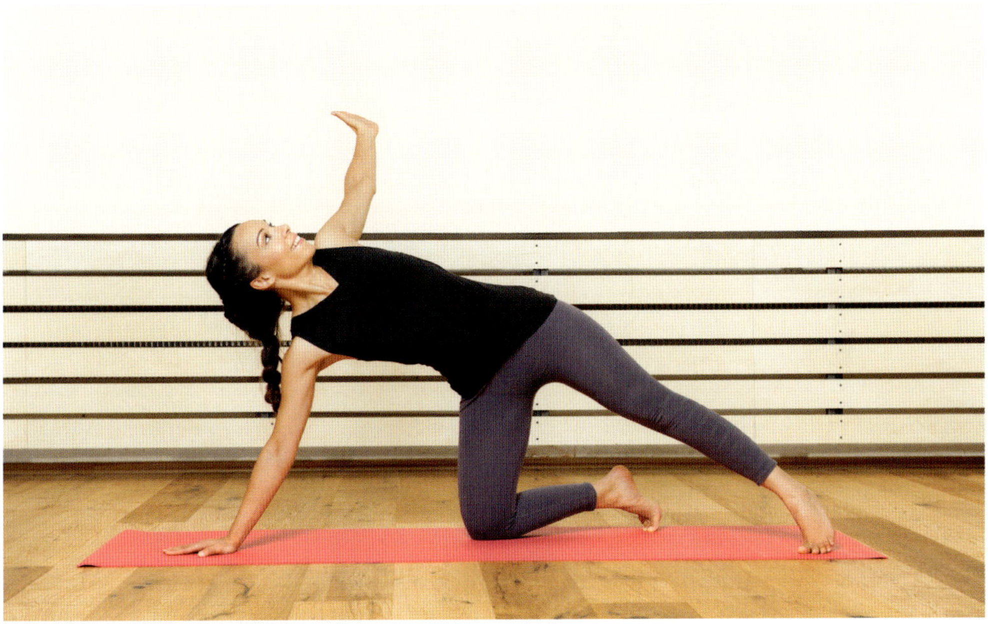

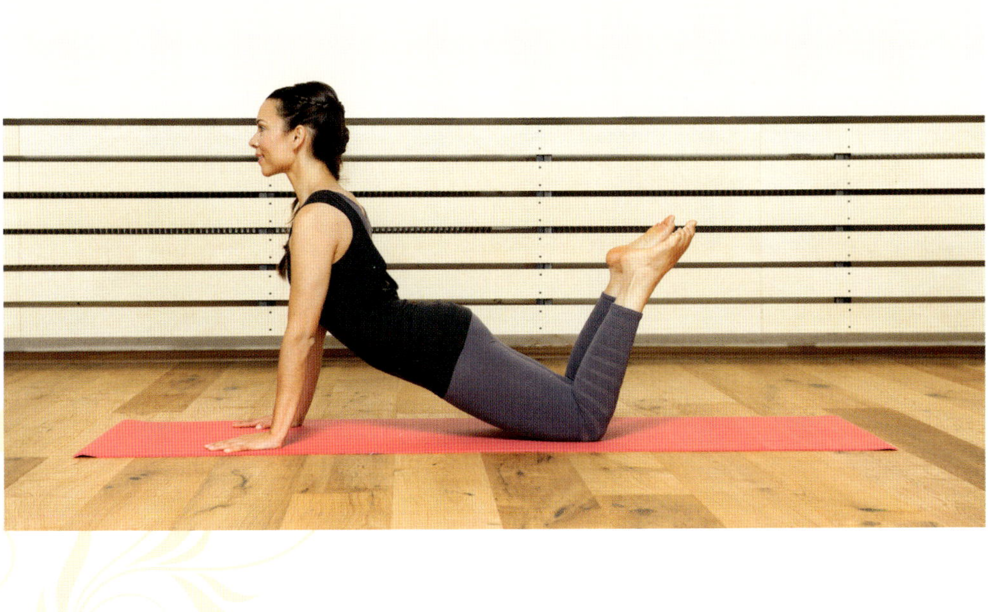

Flow 17: Wieder aufs Festland

Dehnung der Seitenlinie

> Knien Sie sich auf Ihrer Matte und begeben Sie sich in den Vierfüßlerstand. Versetzen Sie Ihre Arme anschließend so, dass Ihr rechter Arm weiter nach vorne ausgestreckt ist und Ihr linker Arm sich näher am Körper befindet. Ihr linker Arm ist gebeugt, Ihr Ellbogen zieht nach innen. Ihre Hände liegen am Boden. Ihre Zehen sind dabei aufgestellt.

> Verlagern Sie nun Ihr Gewicht nach hinten in Richtung Fersen, sodass Sie einen Zug auf der rechten faszialen Seitenlinie spüren. Halten Sie Ihren Kopf dabei in Verlängerung Ihres Rückens.

Dehnung der Seitenlinie und der Spirallinie in der Aufrichtung

> Atmen Sie nun aus, und heben Sie Ihre Knie vom Boden ab. Schieben Sie Ihren Brustkorb nach hinten zu den Oberschenkeln, und erfreuen Sie den Himmel über Ihnen mit Ihren Sitzknochen. Ihre Arme bleiben dabei in Position.

> Beugen Sie anschließend Ihr linkes Knie, und ziehen Sie es etwas nach rechts. Drehen Sie gleichzeitig mit dem Einatmen Ihren Brustkorb nach rechts auf und strecken Sie Ihr rechtes Bein aus.

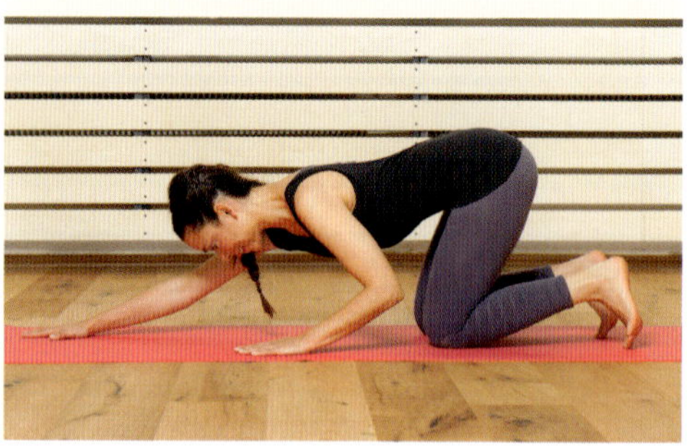

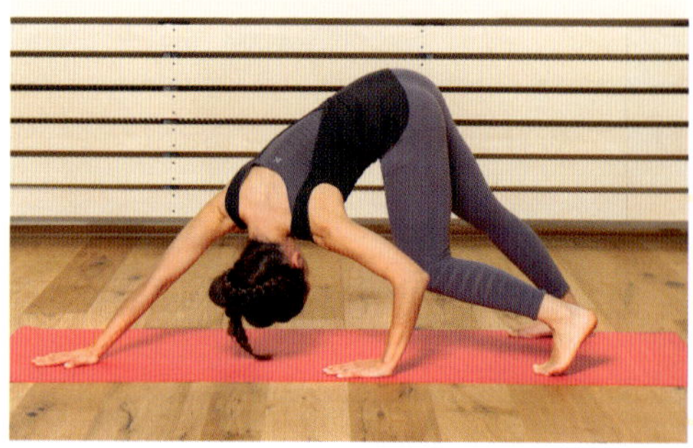

Dehnung der Rückenlinie

> Atmen Sie aus, und senken Sie Ihre Knie zum Boden ab. Runden Sie dabei Ihren Rücken. Ziehen Sie Ihr Kinn in Richtung Brustbein. Dehnen Sie Ihren Rücken weit nach oben zur Decke auf. Ihr linker Arm ist leicht gestreckt.

Dehnung der Seitenlinie

> Wandern Sie mit Ihren Armen weiter nach links. Neigen Sie dabei auch Ihren Oberkörper nach links.

> Spielen Sie mit verschiedenen Arm- und Handpositionen, wenn Sie Lust haben. Sie können auch Ihren Rücken runden oder Ihr Becken nach rechts und nach links verschieben. Bewegen Sie sich in unterschiedliche Richtungen. Spüren Sie, wo Sie vielleicht eine neue Zugspannung entdecken und spüren.

> Laufen Sie mit den Händen wieder zurück in die Ausgangsposition.

Wiederholen Sie diesen Flow zur anderen Seite.

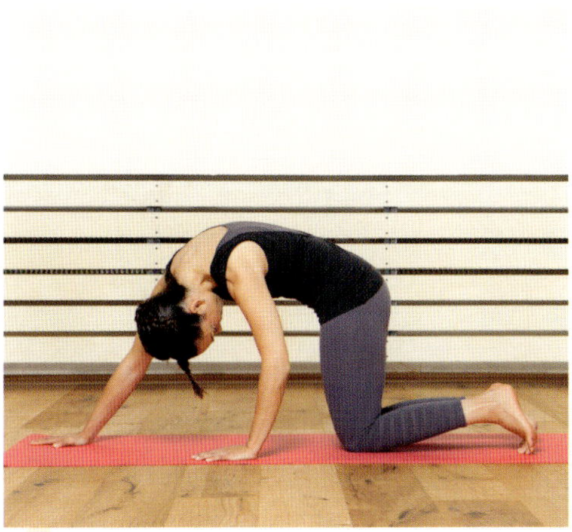

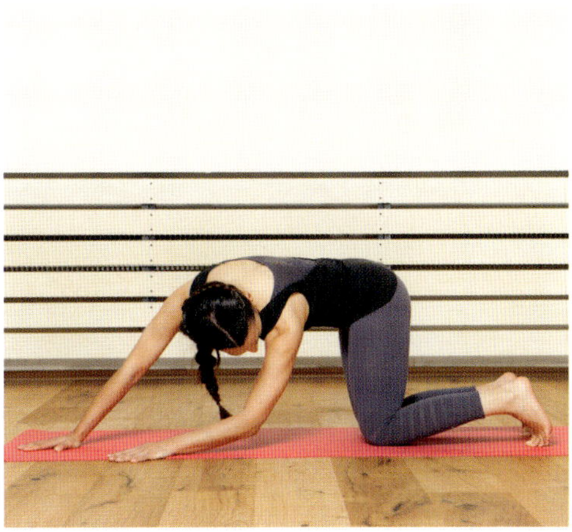

Flow 18: Aufenthalt in Schwerin

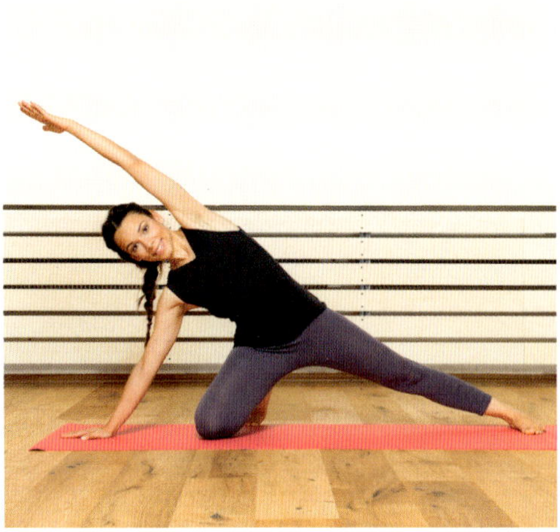

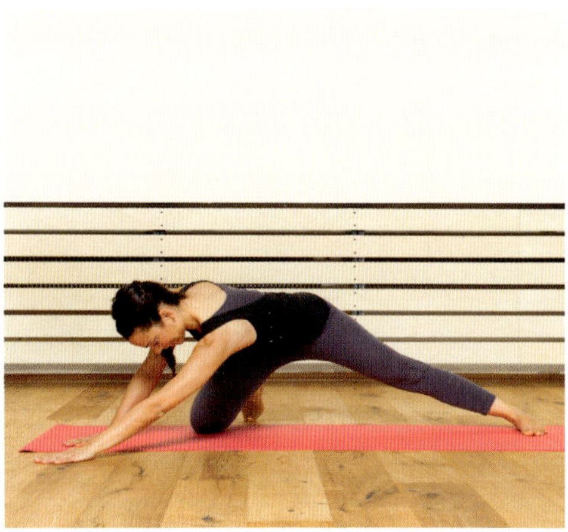

Dehnung der Seitenlinie

> *Stützen Sie sich mit Ihrer rechten Hand und Ihrem rechten Knie auf dem Boden ab.*
> *Ihre rechte Hand zeigt nach außen, Ihr linkes Bein ist weit nach außen zur Seite ausgestreckt. Ihre linken Zehen zeigen nach vorne.*
> *Atmen Sie ein und strecken Sie Ihren linken Arm lang über Ihren Kopf hinweg nach rechts aus.*
> *Kreisen Sie beide Schultern nach hinten. Neigen Sie Ihren Oberkörper dabei seitlich nach rechts.*

> *Atmen Sie aus, und beugen Sie Ihren Oberkörper nach rechts vorne. Ihr Rücken ist gerade. Legen Sie dabei Ihren linken Arm weiter nach vorne auf den Boden ab, Ihre rechte Hand bleibt in der Ausgangsposition. Ihr rechter Arm ist leicht gebeugt.*

> *Während Sie mit Ihrer linken Hand immer weiter nach vorne krabbeln, schieben Sie Ihren Po (aber bitte keinen Entenpo) nach hinten. Stellen Sie sich vor, Sie haben zwei Helfer, einer steht vor Ihnen und zieht an Ihrem linken Arm, der andere steht hinter Ihnen und zieht an Ihrem Becken. Sie geben aber weder nach vorne, noch nach hinten nach. Sie lassen sich wie in einer Streckbank schön auseinanderziehen und genießen einfach die volle Dehnung.*
Halten Sie Ihre Beine und Füße in ihrer Position, das hilft Ihnen bestimmt dabei, nicht umzukippen.

Dehnung der Rückenlinie

> *Laufen Sie mit den Händen in Richtung links. Verlagern Sie Ihr Gewicht dabei nach hinten rechts.*
> *Runden Sie Ihren Rücken, und spüren Sie eine Dehnspannung im Rücken auf der rechten Seite.*

> *Spielen Sie auch hier mit verschiedenen Armpositionen. Gern können Sie Ihre Arme weiter öffnen, wenn Sie dadurch ein angenehmeres Gefühl in den Schultergelenken bekommen.*

> *Runden Sie Ihren Rücken, und strecken Sie ihn im Wechsel lang aus.*

Wiederholen Sie diesen Flow zur anderen Seite.

Übrigens

Wenn Sie einen frischen Bandscheibenvorfall haben, gehen Sie es ruhig etwas langsamer an. Dehnen Sie mit vorheriger Absprache Ihres Physiotherapeuten eher sanft. Je älter der Vorfall wird, desto intensiver können Sie dehnen. Denn sonst besteht die Gefahr, dass das Fasziengewebe zu sehr verklebt und verfilzt.

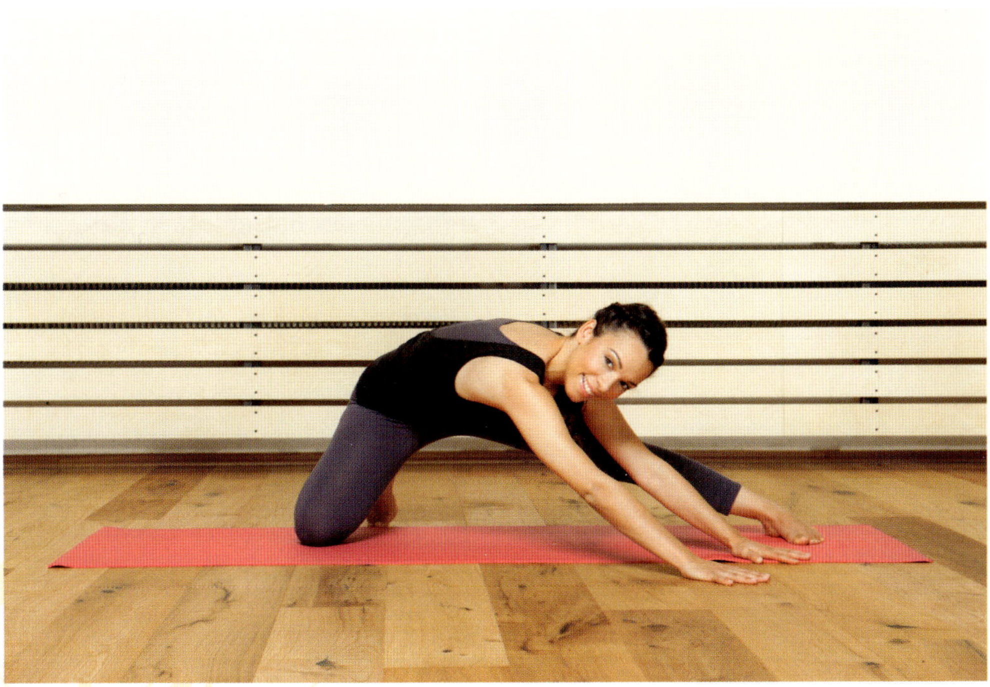

Sitzplatz oder Liegewagen?

Nach der Bahnreise im Stehen erzählen Sie jedem, wie albern es ist, sitzen zu wollen. Oder gar liegen! Das kann man ja mal machen, wenn man unbedingt schlafen will, aber sonst? Doch, doch, da gibt es schon ein paar sehr schöne Möglichkeiten.

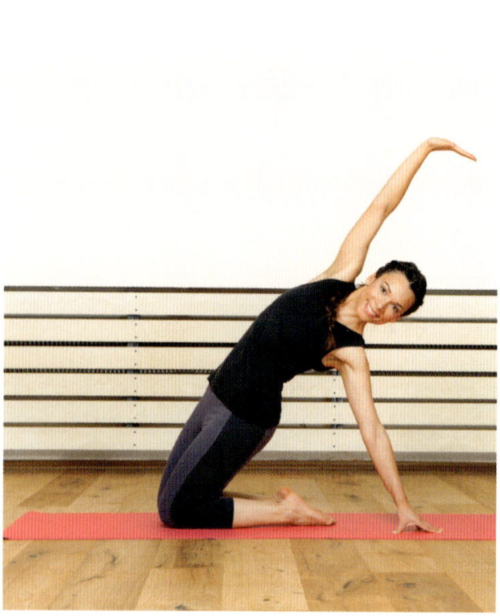

Flow 19: Auf nach Rostock!

Dehnung der Spirallinie in der Aufrichtung

> *Setzen Sie sich in den Fersensitz. Lehnen Sie sich nach hinten, und stützen Sie sich mit Ihrer linken Hand oder Ihren linken Fingerspitzen am Boden ab.*
> *Atmen Sie ein, und heben Sie Ihr Becken nach vorne oben an.*
> *Drehen Sie Ihren Brustkorb leicht nach links auf, und strecken Sie Ihren rechten Arm nach oben aus. Schieben Sie dabei Ihre rechte Handfläche zur Decke.*

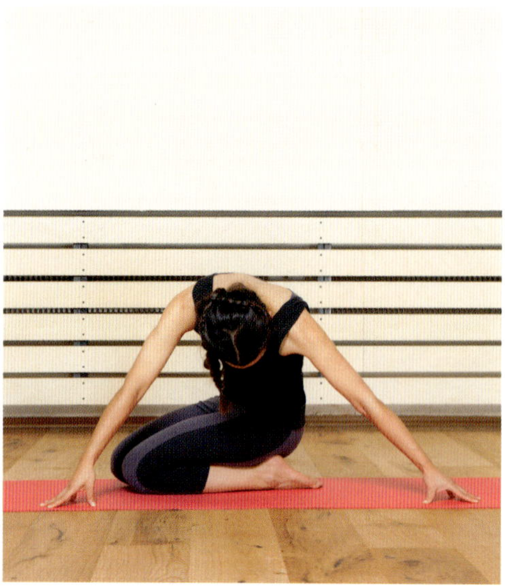

Dehnung der Spirallinie in der Vorbeuge

> *Atmen Sie aus, und senken Sie Ihr Becken wieder nach unten ab.*
> *Setzen Sie sich auf Ihre Fersen. Ihr Oberkörper ist nach links gedreht und nach vorne gebeugt. Ihr Rücken ist gerundet.*
> *Stützen Sie sich entweder mit den Fingerspitzen am Boden oder auf Blöcken ab. Versuchen Sie das Gewicht von Ihrer rechten Beckenhälfte in Richtung rechte Ferse abzugeben.*

Aber jetzt habe ich eine Überraschung: Auch im Sitzen und Liegen kann man die Faszien in Verzückung bringen! Wer hätte das gedacht – Sie nicht? Ja, das war klar. Mit den folgenden Übungen werde ich Ihnen beweisen, dass Liegen keineswegs immer etwas mit Schlafen zu tun haben muss.

Dehnung der Rückenlinie

> *Drehen Sie Ihren Oberkörper nach rechts zur Mitte. Verlagern Sie kurz Ihr Gewicht etwas nach vorne, sodass Sie Ihre Zehen aufstellen können.*
> *Stützen Sie sich mit den Fingerspitzen am Boden ab, und schieben Sie dabei Ihren Po zurück zu den Fersen.*
> *Legen Sie Ihre beiden Hände an Ihren Hinterkopf an.*
> *Runden Sie Ihren Rücken wie eine Katze, und ziehen Sie dabei das Kinn zum Brustbein. Lassen Sie Ihre Schultern entspannt. Was für eine schöne Dehnung im Rücken, nicht wahr?*
> *Versuchen Sie die Dehnung in den Füßen ein bisschen durchzuhalten. Einigen wir uns auf 4 Atemzüge. Wenn Sie es nicht aushalten, dann erhöhen Sie einfach Ihre Knie vorne mit einem Kissen.*

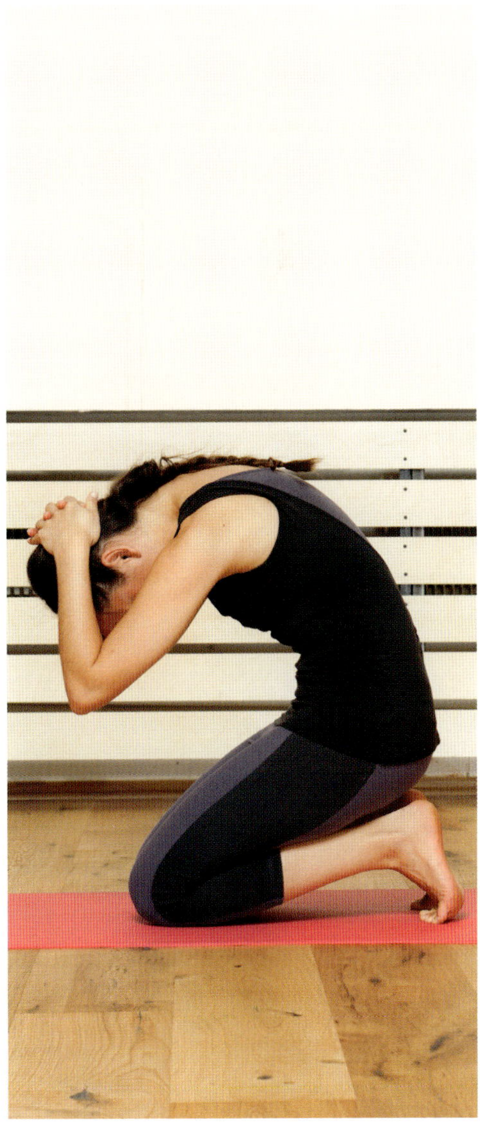

Wiederholen Sie diesen Flow zur anderen Seite.

Flow 20: Nächster Halt: Stralsund

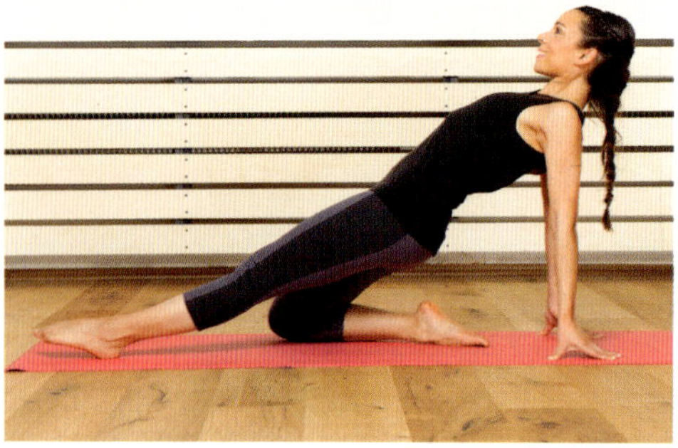

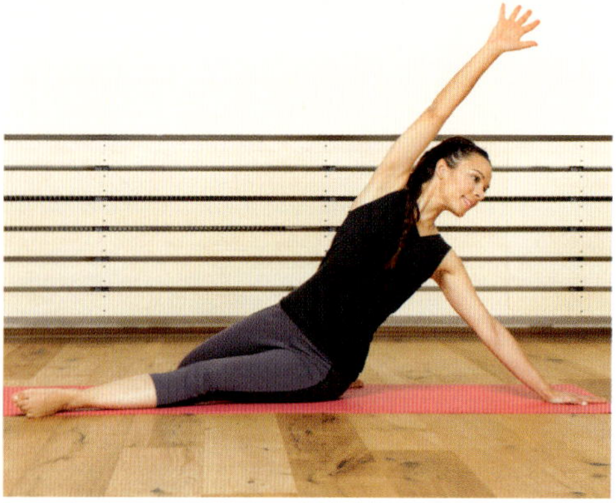

Dehnung der Frontlinie

> Setzen Sie sich auf Ihre Fersen. Lehnen Sie sich nach hinten und stützen Sie sich mit Ihren Händen am Boden ab. Ihre Fingerspitzen zeigen nach hinten.

> Alternativ können Sie Ihre Hände flach ablegen oder sie mit Yogablöcken erhöhen.

> Heben Sie Ihr Becken nach oben an. Strecken Sie Ihr linkes Bein lang nach vorne aus. Ihre Zehen ziehen dabei zum Boden. So dehnen Sie auch Ihren Fußspann.

> Weiten Sie mit jedem Einatmen Ihren Brustkorb. Genießen Sie das Gefühl, Raum für Ihren Atem zu schaffen.

Dehnung der Spirallinie in der Aufrichtung

> Atmen Sie aus, und senken Sie Ihr Becken wieder nach unten ab. Setzen Sie sich auf Ihre linke Pohälfte, Ihr linkes Bein bleibt ausgestreckt.

> Legen Sie Ihr rechtes, angewinkeltes Knie am Boden ab, und drehen Sie es vorsichtig einwärts. Ihre rechte Pohälfte ist vom Boden abgehoben.

> Drehen Sie Ihren Oberkörper nach links auf, und strecken Sie Ihren rechten Arm nach oben. Schieben Sie Ihre Handfläche zur Decke.

> Versuchen Sie das rechte Knie so weit wie möglich auf der rechten Seite zu behalten.

Dehnung der Spirallinie in der Vorbeuge

> *Legen Sie Ihre rechte Hand vor sich am Boden ab. Runden Sie dabei Ihren Rücken.*
> *Strecken Sie gleichzeitig das rechte Bein nach rechts hinten und das linke Bein weiter nach links vorne aus.*
> *Breiten Sie Ihre Arme etwas mehr zur Seite aus, damit Sie genügend Platz für Ihre Schultergelenke machen.*
> *Ziehen Sie das Kinn zum Brustkorb. Spüren Sie die Dehnung im Nacken.*

Übrigens

Wenn Sie Probleme mit den Knien haben, können Sie statt mit dem Fersensitz auch mit beiden Beinen nach vorne ausgestreckt starten und statt der Beinposition wie im Bild 2 auch die Beinposition wie im Bild 3 ausführen. Denn Sie sollen sich ja nicht unnötig quälen.

Wiederholen Sie diesen Flow zur anderen Seite.

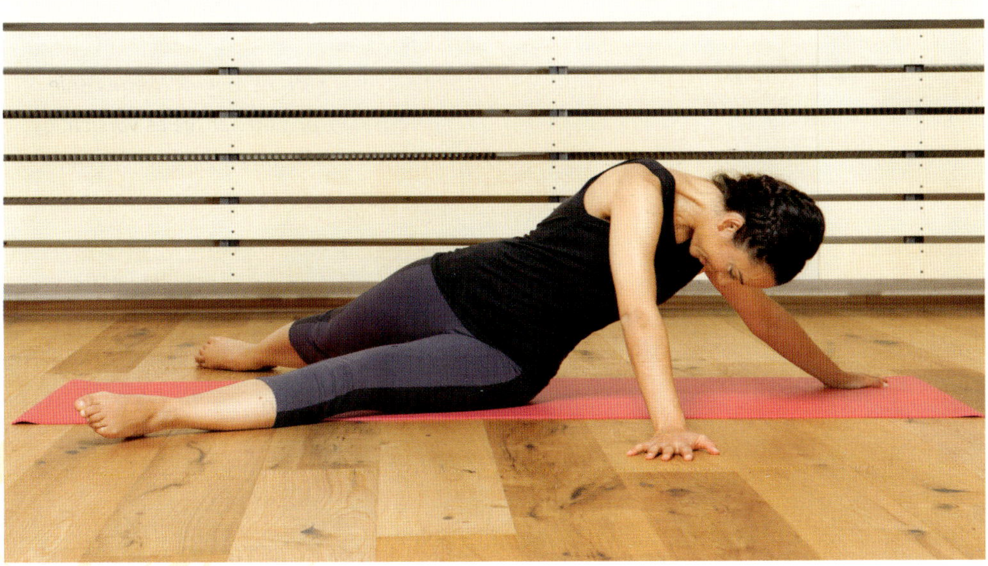

Flow 21: Umsteigen in Potsdam

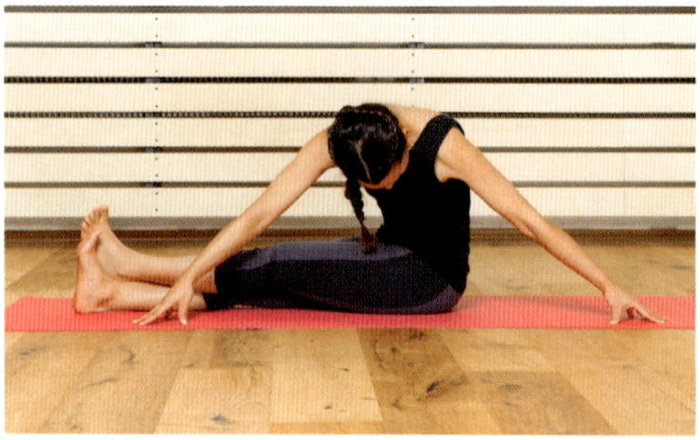

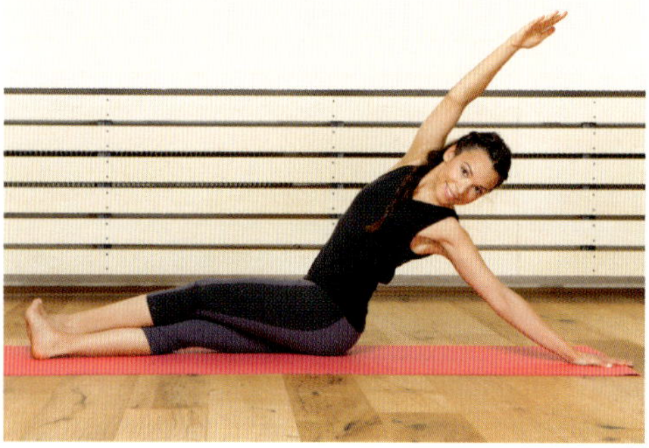

Dehnung der Spirallinie in der Vorbeuge

> *Strecken Sie Ihre Beine nach vorne aus. Flexen Sie Ihre Füße, und überkreuzen Sie Ihre Beine. Das linke Bein ist oben.*

> *Drehen Sie Ihren Oberkörper nach links, stützen Sie sich mit den Händen flach oder den Fingerspitzen am Boden ab.*

> *Breiten Sie Ihre Arme zur Seite aus, und runden Sie Ihren Rücken nach rechts hinten weg. Ziehen Sie das Kinn zum Brustbein.*

> *Schieben Sie die Schultern von den Ohren weg. Pressen Sie Ihren rechten Sitzknochen aktiv in den Boden.*

Dehnung der Spirallinie in der Aufrichtung und der Seitenlinie

> *Führen Sie Ihren linken Arm weiter nach hinten, und heben Sie Ihren rechten Arm nach oben an.*

> *Neigen Sie Ihren Oberkörper nach links hinten, dabei dürfen Sie Ihren linken Arm strecken oder beugen.*

> *Kippen Sie Ihre Beine etwas nach rechts, und drehen Sie Ihren Oberkörper gleichzeitig weiter nach links.*

> *Sie möchten vom Gefühl her Ihre Füße nach rechts zum Boden ziehen und Ihren Oberkörper weiter nach links hinten in eine Verwringung bringen. So, als ob Sie das Wasser aus einem Handtuch auswringen.*

Wiederholen Sie diesen Flow zur anderen Seite.

Flow 22: Aufenthalt in Magdeburg

Dehnung der Frontlinie

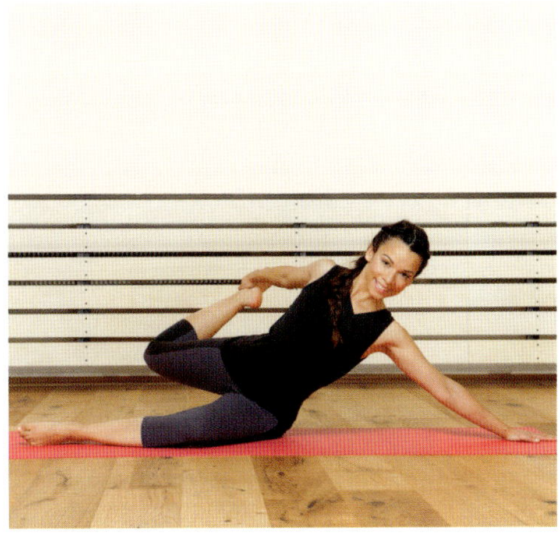

> *Stützen Sie sich mit Ihrer linken Hand am Boden ab, Ihr linkes Bein ist angewinkelt und liegt am Boden auf.*
> *Greifen Sie mit Ihrer rechten Hand den rechten Fuß, und ziehen Sie das rechte Knie nach hinten.*
> *Atmen Sie ein, und weiten Sie gleichzeitig Ihren Brustkorb nach vorne, und dehnen Sie ihn auf.*
> *Drehen Sie entweder Ihren Kopf nach links unten oder schauen Sie nach vorne.*

Dehnung der Rückenlinie

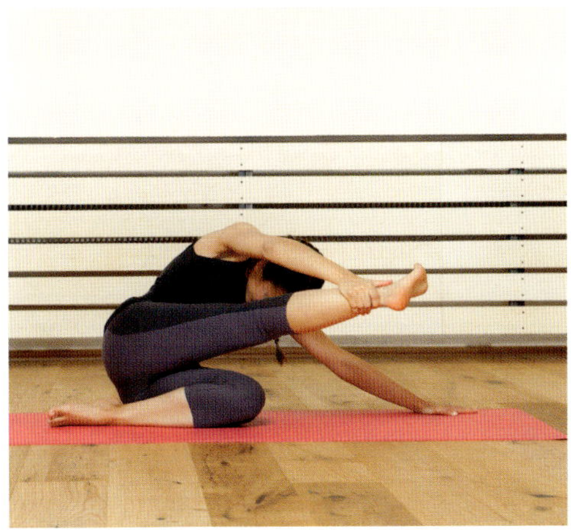

> *Atmen Sie aus, und strecken Sie Ihr rechtes Bein quer nach links vorne aus.*
> *Greifen Sie entweder Ihren rechten Fuß, Unterschenkel oder Oberschenkel. Runden Sie dabei den Rücken, und dehnen Sie ihn weit nach hinten auf.*
> *Flexen Sie Ihren rechten Fuß, um die Dehnung in der kompletten faszialen Rückbahn zu spüren.*

Wiederholen Sie diesen Flow zur anderen Seite.

Übrigens

Sie können Ihre Zehen isoliert vom Fuß flexen. Um aber eine Dehnung in der Beinrückseite zu erzielen, sollten Sie Ihren Fuß im Fußgelenk beugen und nicht nur die Zehengelenke.

Flow 23: Weiterfahrt nach Dresden

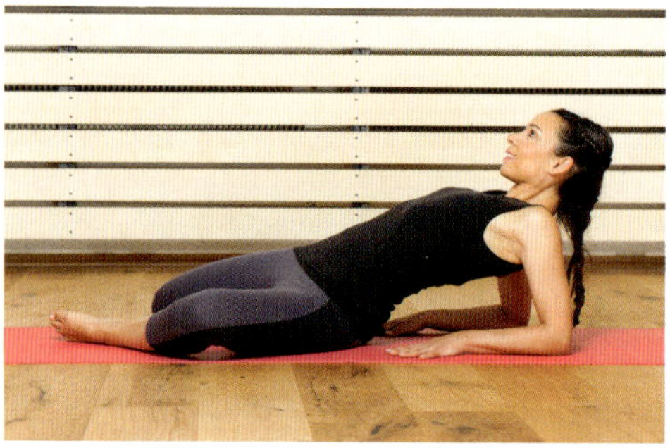

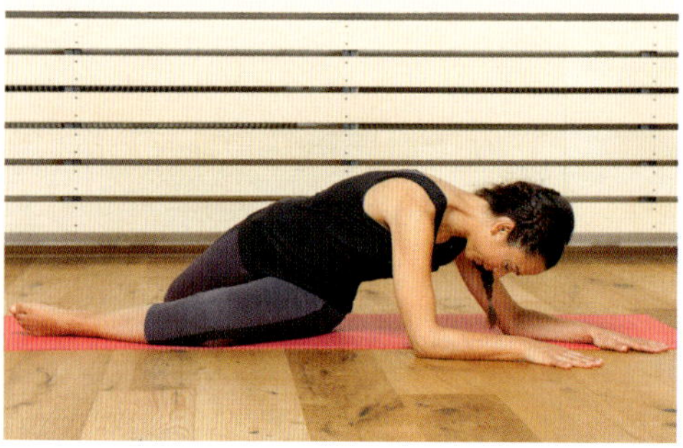

Dehnung der Frontlinie

> *Stützen Sie sich nach hinten auf Ihre Unterarme.*
> *Ihr rechtes Bein ist nach hinten abgewinkelt, Ihr linkes Bein vor Ihrem Körper angewinkelt.*
> *Weiten Sie Ihren Brustkorb nach vorne.*
> *Achten Sie darauf, dass Sie nicht in Ihren Schultern durchhängen, sondern sich aktiv aus Ihren Schultergelenken zum Himmel heben, die Schultern von den Ohren wegschieben und somit die Dehnung im Brustkorb viel intensiver spüren können.*
> *Schieben Sie vorsichtig Ihre rechte Hüfte in den Boden.*

Dehnung der Spirallinie in der Vorbeuge

> *Drehen Sie Ihren Oberkörper nach links, und stützen Sie sich wieder auf Ihren Unterarmen ab. Ziehen Sie gleichzeitig das rechte Knie weiter nach rechts.*

Übrigens

Je weiter Sie Ihr rechtes Knie nach rechts hinten ziehen, desto intensiver wird die Dehnung in der Oberschenkelvorderseite und im Hüftbeuger.

Das Knie besteht übrigens aus ganz viel Fasziengewebe. Geben Sie mal »Knie« im Internet ein, dann werden Sie bei den Bildern feststellen, wie weiß Ihr Knie ist.

Dehnung der Frontlinie

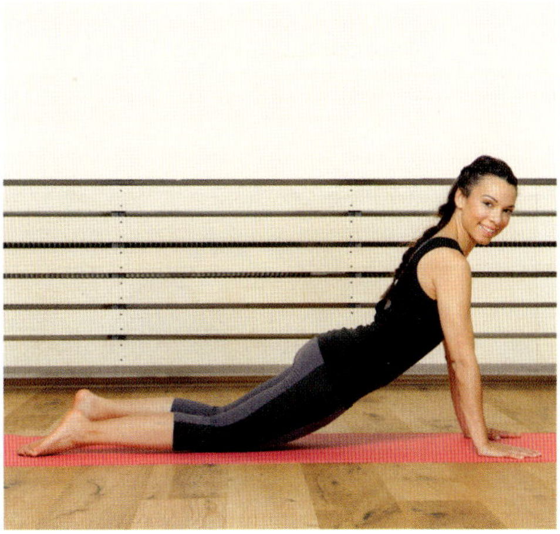

- > *Bringen Sie jetzt Ihr rechtes Knie nach links, und drehen Sie sich weiter, sodass Sie sich nun auf beiden Händen nebeneinander abstützen.*
- > *Ihre Beine sind angewinkelt, Ihre Knie liegen am Boden auf. Legen Sie Ihre Füße flach ab.*
- > *Atmen Sie ein, und heben Sie Ihren Brustkorb an.*

Dehnung der Rückenlinie

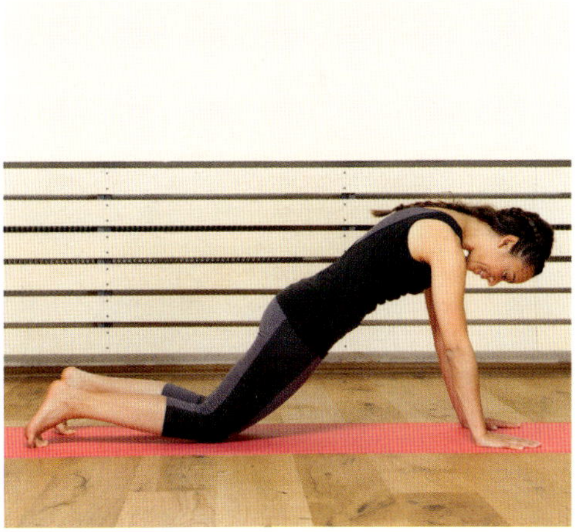

- > *Stellen Sie Ihre Zehen auf, atmen Sie aus, und dehnen Sie Ihren Rücken, weiten Sie ihn dabei.*
- > *Neigen Sie Ihren Kopf und dehnen Sie gleichzeitig Ihren Nacken.*

Wiederholen Sie diesen Flow zur anderen Seite.

Übrigens
Sie können nur Position 1 und 2 im Flow machen und danach die Position 3 und 4 miteinander verbinden.
Probieren Sie mal, in Position 2 Ihren Oberkörper und Ihre Armposition zu verändern.

Flow 24: Aufenthalt in Leipzig

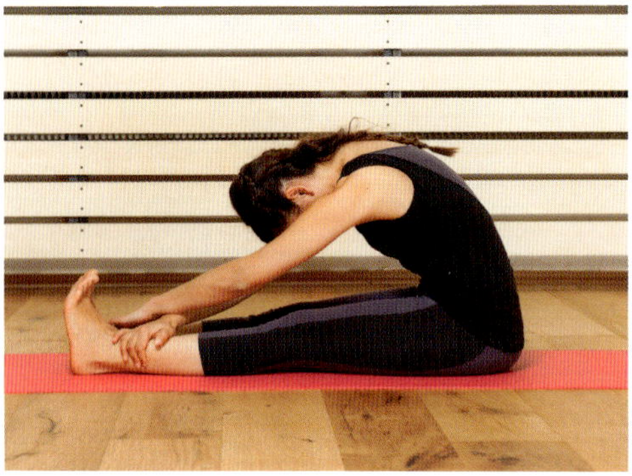

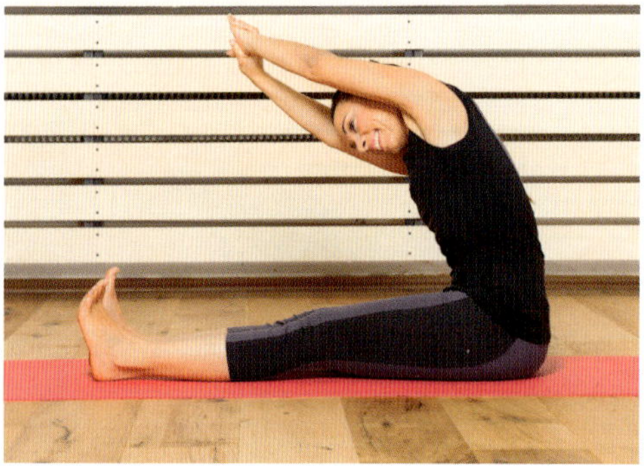

Dehnung der Rückenlinie

> Strecken Sie Ihre Beine aus. Ziehen Sie Ihre Zehen zu sich, und flexen Sie Ihre Füße.
> Beugen Sie Ihren Oberkörper mit rundem Rücken nach vorne.
> Überkreuzen Sie Ihre Arme, und greifen Sie Ihre Füße oder legen Sie Ihre Hände auf Ihren Schienbeinen ab.
> Ziehen Sie Ihr Kinn zum Brustbein, um die Dehnung entlang Ihrer faszialen Rückenlinie voll auszukosten.
> Alternativ können Sie die überkreuzte Armposition auch auf Schulterhöhe ausführen.

Dehnung der Seitenlinie

> Greifen Sie mit Ihrer rechten Hand Ihren linken Arm. Richten Sie langsam Ihre Wirbelsäule etwas auf.
> Ziehen Sie nun Ihren Oberkörper leicht nach rechts. Schieben Sie dabei Ihre linke Hüfte in den Boden. Lassen Sie Ihre Beine ausgestreckt und Ihre Füße geflext.
> Spüren Sie den Zug auf der linken Seite.

Übrigens

Dieser Flow lädt regelrecht zum Spielen ein – es kann nichts passieren. Trauen Sie sich ruhig, seien Sie einfach mal ein unbeschwertes Kind. Bewegen Sie Arme, Oberkörper und Beine in alle möglichen Richtungen, und nehmen Sie bewusst wahr, wo Sie einen neuen Zug entdecken. Freuen Sie sich darüber.

Dehnung der Seitenlinie und Spirallinie in der Aufrichtung

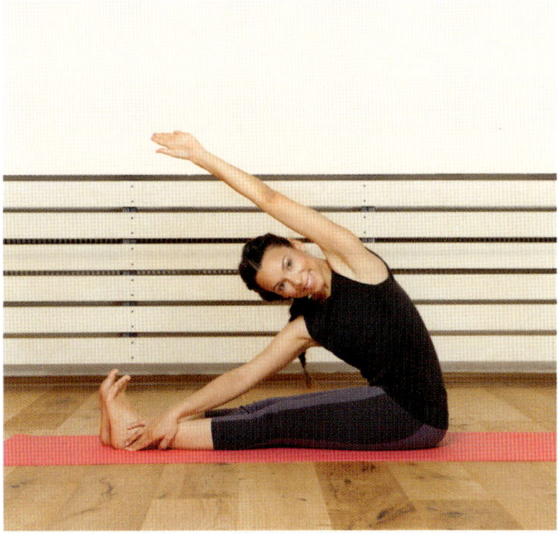

> *Drehen Sie Ihren Brustkorb nach links auf, und bringen Sie Ihren rechten Arm dabei nach links.*
> *Platzieren Sie Ihre rechte Hand außen am linken Unterschenkel, und heben Sie gleichzeitig Ihren linken Arm nach oben an. Strecken Sie ihn lang aus, versuchen Sie Spannung bis in Ihre Fingerspitzen zu bringen. Lassen Sie Ihren Rücken leicht rund.*
> *Je mehr Sie Ihre Finger auseinanderspreizen, desto mehr werden Sie eine fasziale Dehnspannung in Ihren Armen aufbauen.*

Dehnung der Spirallinie in der Vorbeuge

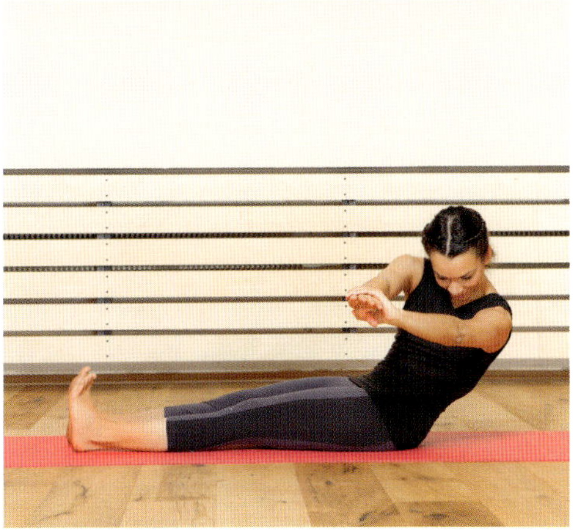

> *Lehnen Sie sich mit Ihrem runden Rücken nach hinten.*
> *Lassen Sie den Oberkörper nach links aufgedreht. Ziehen Sie mit Ihrer linken Hand am rechten Arm. Ihre Beine bleiben gestreckt, Ihre Füße geflext.*
> *Spielen Sie hier mit den verschiedenen Winkeln im Oberkörper. Drehen Sie ihn ruhig mal zur Mitte oder nach rechts.*
> *Verändern Sie den Zug in den Beinen, indem Sie mal die Füße strecken.*
> *Ziehen Sie immer aktiv am Arm.*

Wiederholen Sie diesen Flow zur anderen Seite.

Flow 25: Mit dem Schnellzug nach München

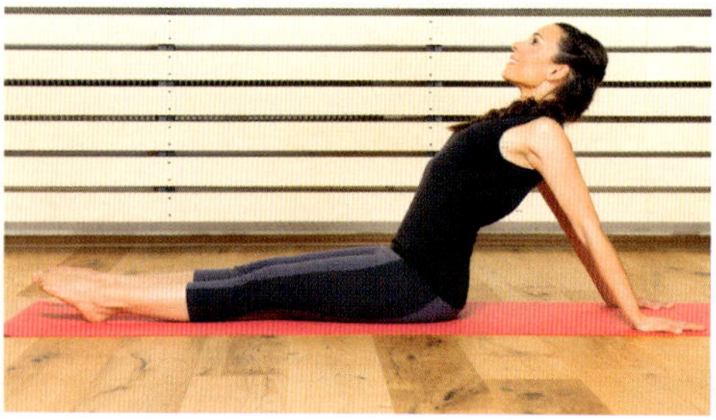

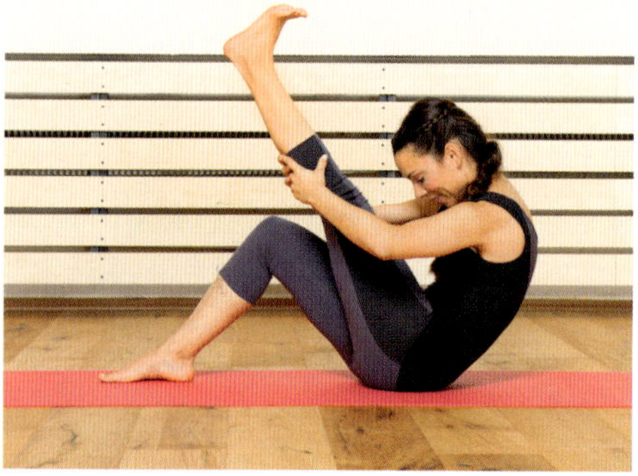

Dehnung der Frontlinie

> Setzen Sie sich mit ausgestreckten Beinen hin. Ihre Füße sind gestreckt.
> Lehnen Sie sich nach hinten, und stützen Sie sich mit Ihren Händen am Boden ab. Ihre Arme sind gestreckt. Führen Sie Ihre Arme ruhig so weit nach hinten, bis Sie genügend Spielraum zwischen Ihrem Rücken und Ihren Armen haben. Dann haben Sie auch genug Platz, um Ihren Brustkorb zu weiten.
> Dehnen Sie Ihren Brustkorb weit auf, indem Sie ihn nach vorne oben öffnen. Nehmen Sie hier einen tiefen Einatemzug.

Dehnung der Rückenlinie

> Stellen Sie Ihr rechtes Bein auf.
> Verlagern Sie Ihr Gewicht anschließend hinter Ihren Sitzknochen.
> Atmen Sie aus und runden Sie Ihren Rücken nach hinten. Strecken Sie dabei Ihr linkes Bein nur so weit nach oben aus, wie es die Beweglichkeit Ihrer Beinrückseite zulässt.
> Greifen Sie mit beiden Händen Ihr rechtes Bein am Unter- oder Oberschenkel. Ziehen Sie es zu Ihrem Körper.
> Ihr Kinn wandert zum Brustbein.
> Alternativ können Sie diese Position auch in Rückenlage mit angehobenem Oberkörper ausüben.

Wiederholen Sie diesen Flow zur anderen Seite.

Flow 26: Ziel: Oktoberfest

Dehnung der Frontlinie

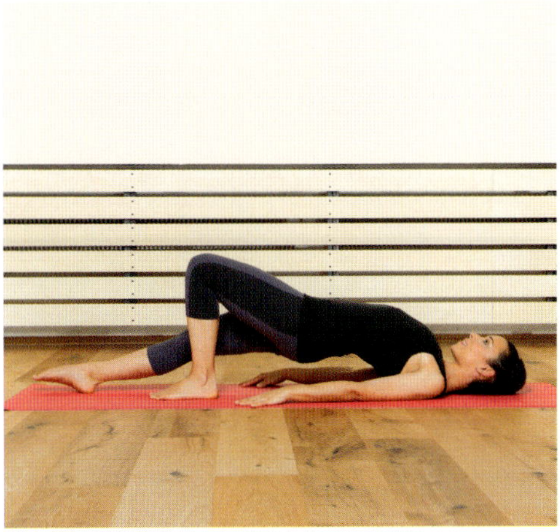

> Legen Sie sich auf den Rücken. Stellen Sie Ihre Beine etwa hüftbreit auf, Ihre Arme liegen neben Ihnen am Boden.

> Strecken Sie Ihr rechtes Bein nach vorne aus. Atmen Sie ein, und heben Sie Ihr Becken und Ihren Rücken vom Boden ab.

Dehnung der Spirallinie in der Aufrichtung

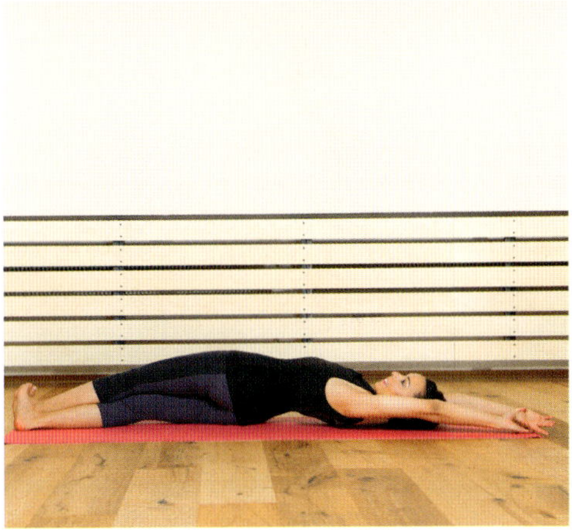

> Rollen Sie sich wieder nach unten auf Ihren Rücken ab.

> Strecken Sie Ihr linkes Bein aus, und überkreuzen Sie damit Ihr rechtes Bein.

> Strecken Sie Ihre Arme lang nach hinten zum Boden aus.

> Heben Sie nun Ihr ganzes linkes Bein, Ihr Becken und Ihren Rücken vom Boden ab. Ihre linke Schulter und Ihr linker Arm bleiben liegen und arbeiten dagegen.

Dehnung der Rückenlinie

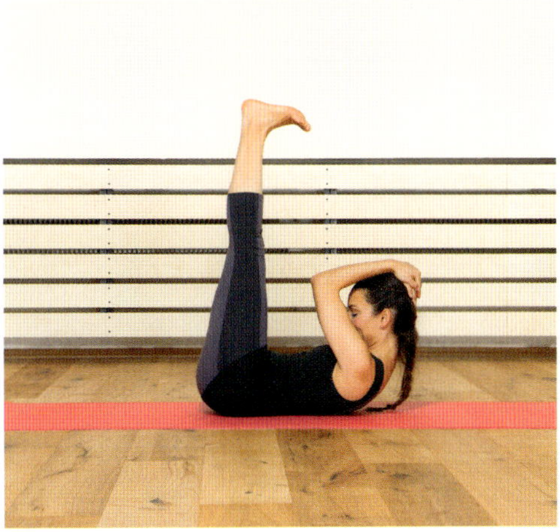

> Drehen Sie sich wieder zurück, und legen Sie sich auf Ihren Rücken. Strecken Sie beide Beine gleichzeitig nach oben zur Decke aus; ziehen Sie Ihre Zehen zu sich heran.

> Atmen Sie aus, und heben Sie Ihren Kopf, Ihre Schultern und Ihren oberen Rücken.

> Greifen Sie den Hinterkopf, ziehen Sie Ihre Ellbogen zu sich und Ihr Kinn zur Brust.

Wiederholen Sie diesen Flow zur anderen Seite.

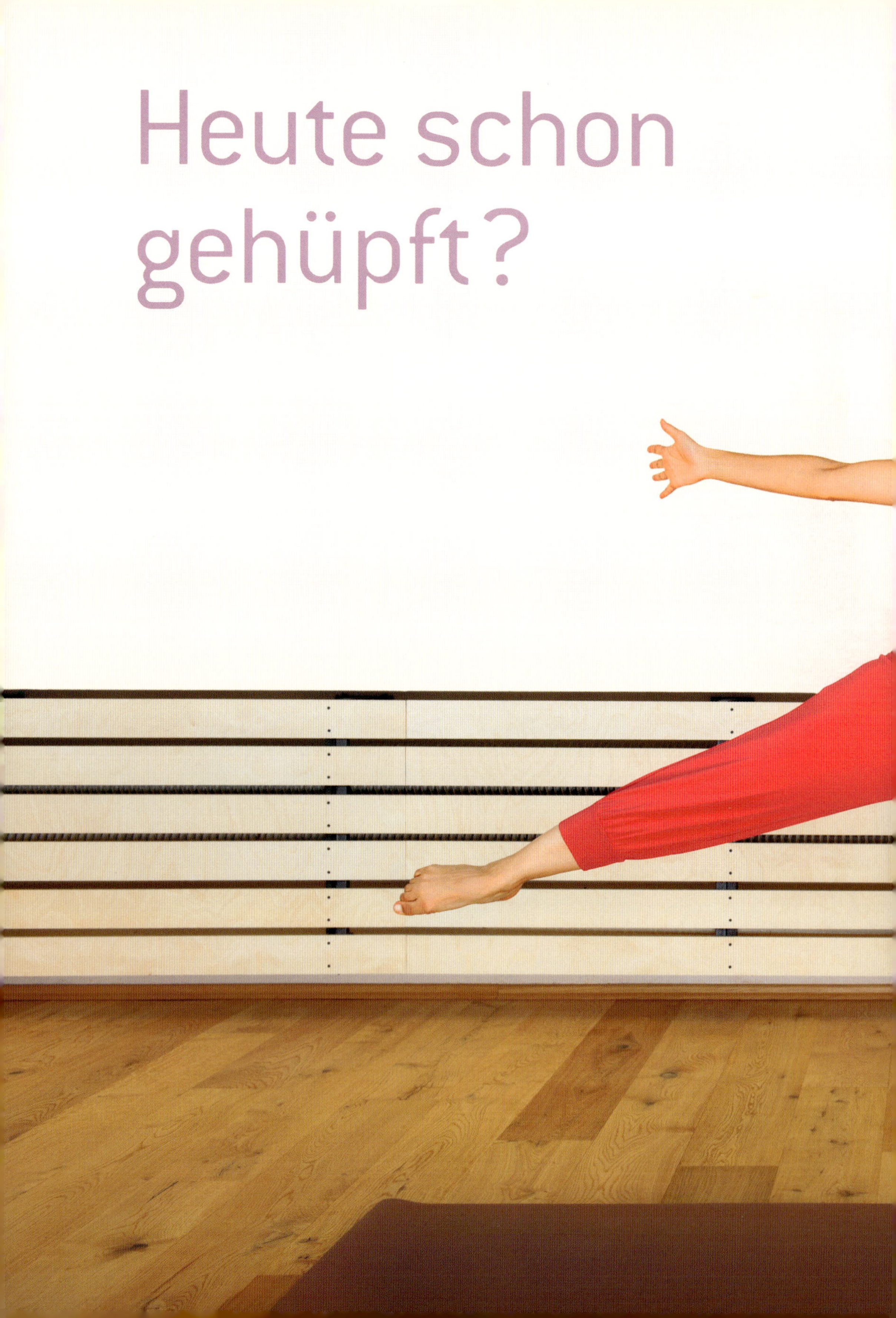
Heute schon gehüpft?

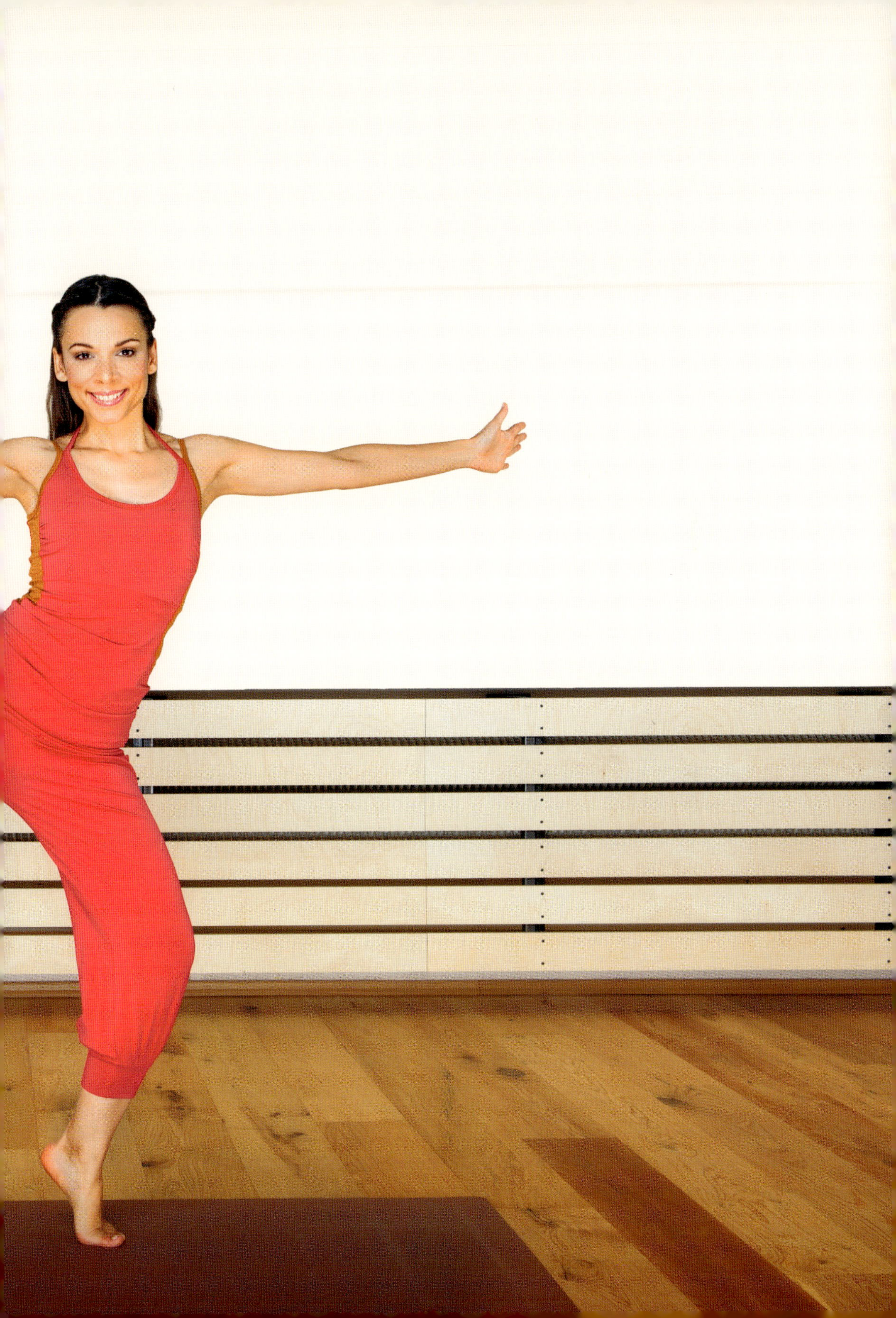

Heute schon gehüpft?

Hüpfen macht nicht nur gute Laune, es macht auch elastisch. Warum? Wegen der Faszien. Ich hatte es in der Einleitung schon erwähnt: Die Faszien bestehen zum Teil aus Proteinen, dem Kollagen und dem Elastin. Beide sind elastisch, wobei das Kollagen sehr viel fester ist als das Elastin. Wenn Druck auf das Kollagen einwirkt, speichert es diese Energie und gibt sie anschließend wieder ab. Denn wenn eine Struktur Druck bekommt, verändert sie ihre Form. Lässt der Druck nach, springt die Struktur in ihre alte Form zurück.

Die Sprungfeder

Stellen Sie sich eine Sprungfeder vor. Wenn Sie die Feder zusammendrücken, wirkt Druck auf sie ein. Lassen Sie sie los – hurra! Sie sieht wieder aus wie zuvor.

Lange Zeit waren federnde Bewegung in der Gymnastik tabu, weil man davon ausging, dass sie die Gelenke zu stark beanspruchen. Doch die Wissenschaft wäre nicht die Wissenschaft, wenn sie sich nicht ab und zu selbst widerlegen könnte.

Heute wissen wir, dass die Faszien sich gerade beim Hüpfen und Federn besonders wohlfühlen.

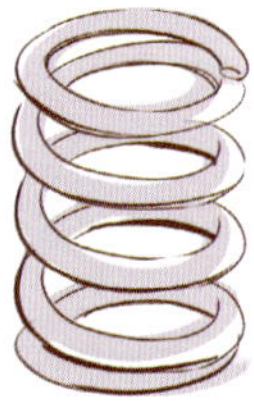

Sprungfeder im Normalzustand

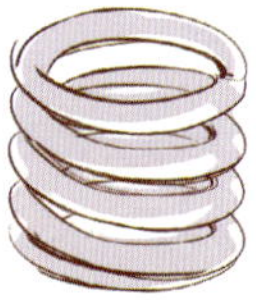

Sprungfeder unter Druck

Das Katapult

Katapult? Ist das nicht dieses Kriegsgerät mit den Steinen? Was hat denn das mit meinen Faszien zu tun?

Die sogenannte Katapultbewegung ist eine weitere Form des Federns. Faszien haben eine leicht wellige Form. Dadurch sind sie in der Lage, sich auszudehnen. Das möchten sie natürlich auch gern mal tun – weshalb sie spannungsgeladene Federbewegungen lieben. Eben wie beim Katapult.

Sie werden bald feststellen, wie vital Sie sich nach einer Runde hüpfen fühlen werden.

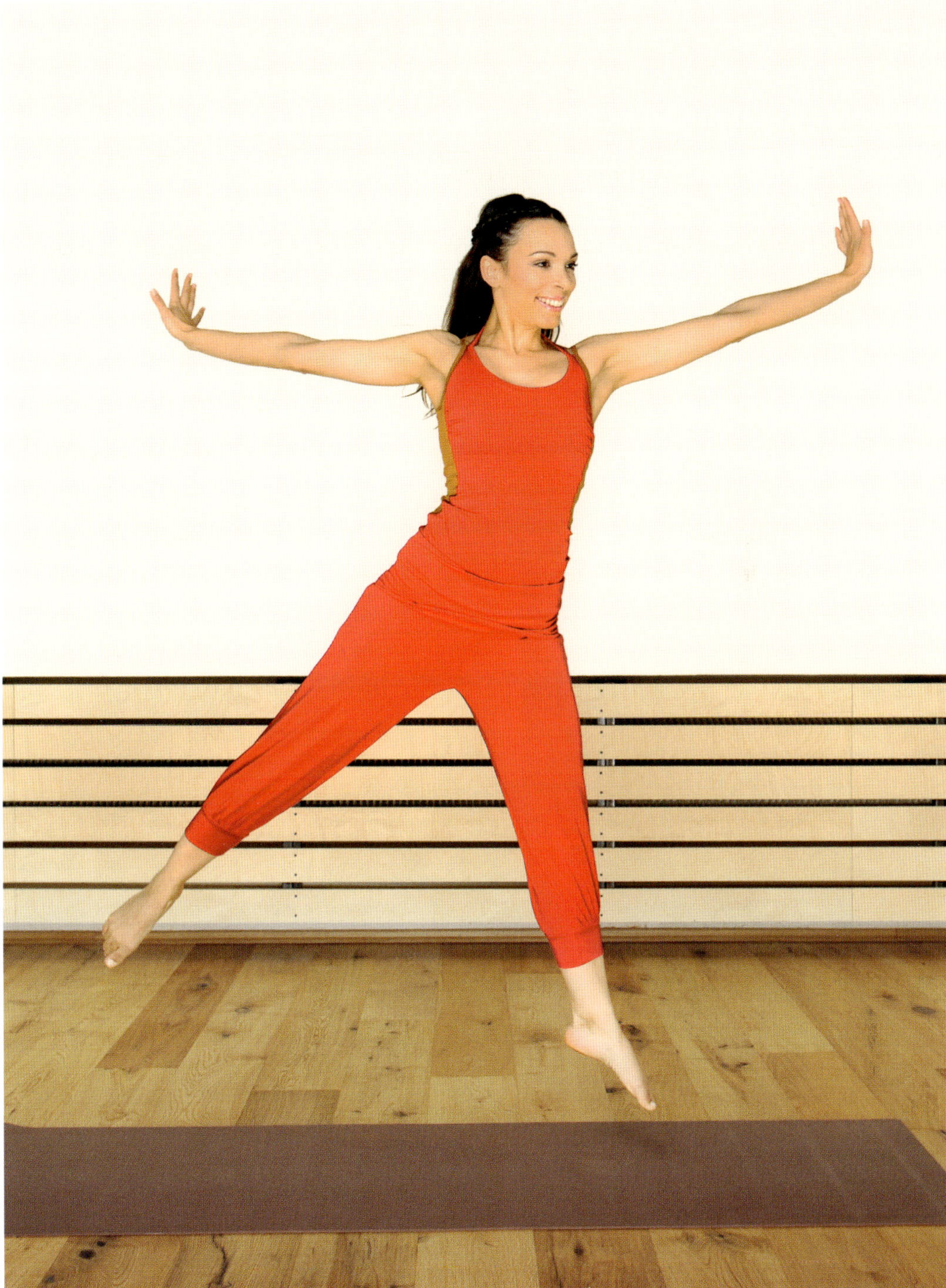

Springen macht lustig.

Warm-up-Schwingen

Viel zu erklären gibt es hier nicht. Wer sich bewegt, wird warm – und schon ist der Grundstein fürs Warm-up gelegt. Mit diesen Übungen wird Ihr Körper zunächst einmal aufgeweckt.

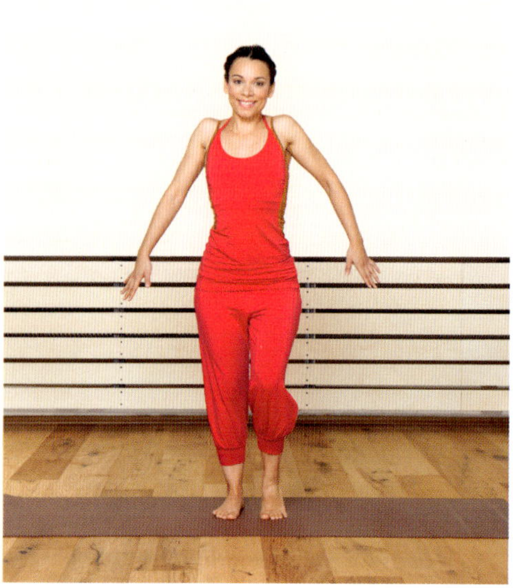

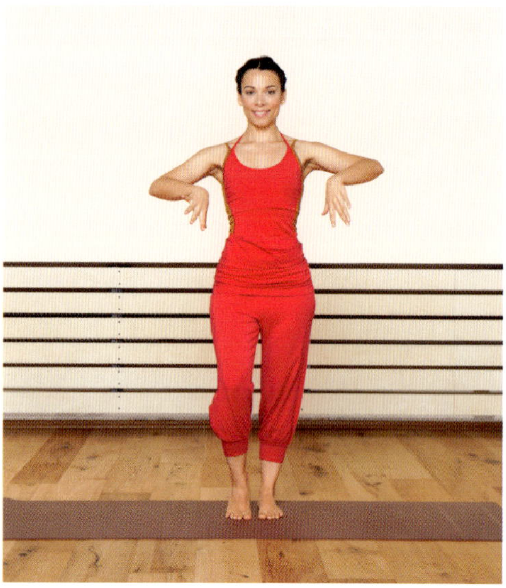

Gelenke ölen

> *Stellen Sie sich aufrecht hin, und beginnen Sie im Wechsel die Matte zu treten, indem Sie immer eine Ferse vom Boden lösen.*

> *Kneten Sie Ihre Füße durch, und mobilisieren Sie Ihre Fuß- und Zehengelenke.*

> *Kreisen Sie dabei Ihre Schultern im Wechsel nach hinten und nach vorne.*

> *Behalten Sie die Bewegungen in den Beinen und in den Füßen bei. Mobilisieren Sie aber jetzt Ihre Handgelenke, indem sie Ihre Hände nach außen und nach innen kreisen lassen. Bewegen Sie dabei auch gern Ihre Finger mit.*

> *Zur Abwechslung können Sie auch Ihre Füße im Fußgelenk kreisen lassen.*

Kopflos und frei

> *Stellen Sie sich in einen kleinen Ausfallschritt. Beide Beine sind gebeugt. Ihr Rücken ist gerundet, der linke Arm ist nach hinten oben ausgestreckt.*
> *Schwingen Sie sich nach oben in die aufrechte Position, ohne die Muskeln anzuspannen.*
> *Strecken sie dabei beide Beine aus. Ihre linke Ferse bleibt entweder oben oder Sie können auch Ihre linke Fußsohle beim Aufrichten zum Boden führen.*
> *Schwingen Sie leicht und locker, hoch und tief. Stellen Sie sich vor, Sie können fliegen. Schwingen Sie, ohne nachzudenken. Seien Sie einfach ein Kind – kopflos und frei.*

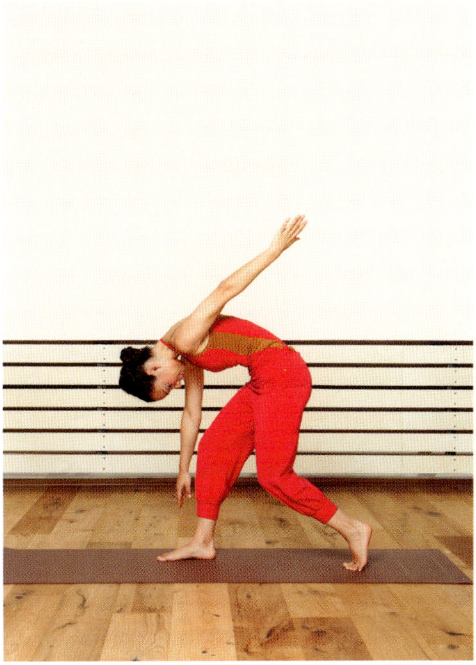

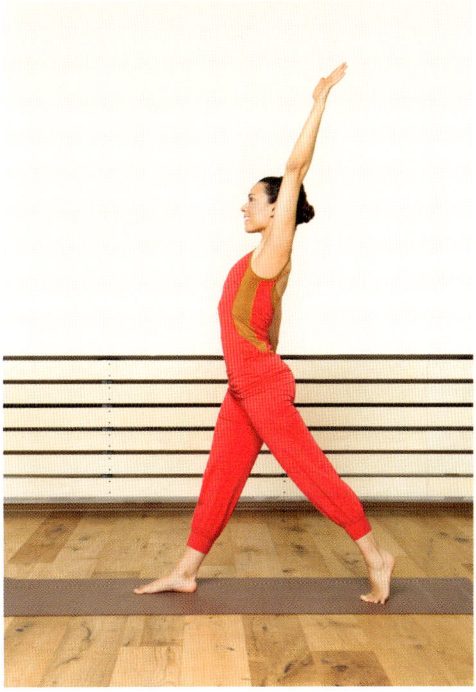

Für mehr Elastizität

Hopsen, hüpfen, federn, schwingen und dabei auch munter springen – das wollen wir jetzt tun. In diesem Kapitel möchten wir Ihre elastischen Fähigkeiten auf den Prüfstand stellen. Aber keine Angst, niemand zwingt Sie zu einem Dasein als Schlangenmensch. Diese Übungen helfen Ihnen, sich ge-

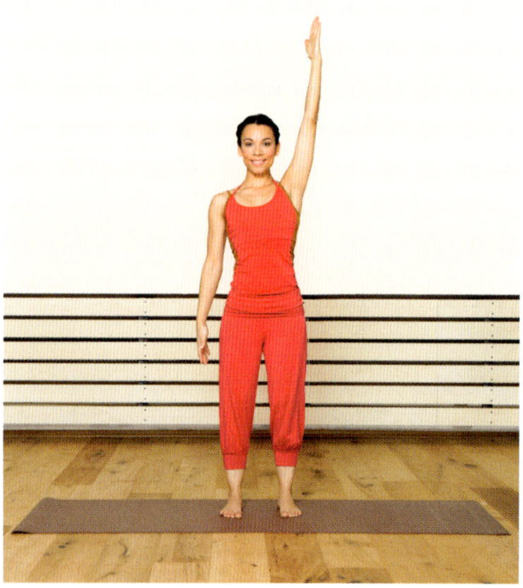

Federschmuck

> Stellen Sie sich aufrecht hin, Ihre Beine sind dabei gestreckt und etwa hüftbreit geöffnet.

> Breiten Sie Ihre Fußsohlen aus, Ihre sogenannten Plantarfaszien.

> Strecken Sie mit dem Einatmen Ihren linken Arm lang nach oben aus, ziehen Sie Ihre Fingerspitzen so weit nach oben, wie es geht.

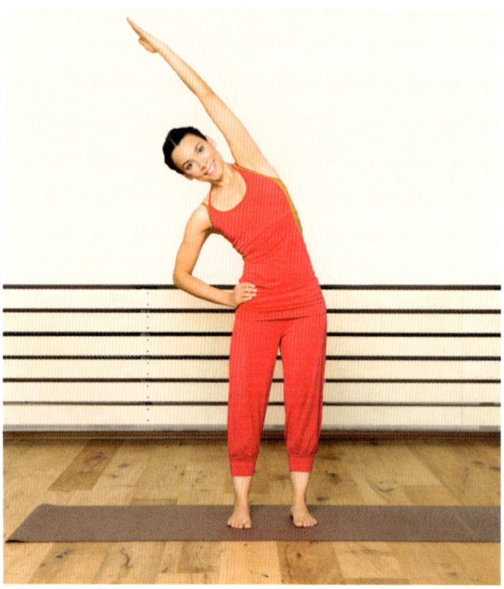

> Atmen Sie aus, und neigen Sie Ihren Oberkörper nach rechts, Ihr linker Arm zieht dabei weit nach rechts hinüber.

> Stützen Sie Ihre rechte Hand in die Hüfte.

> Bleiben Sie in dieser Position, und beginnen Sie mit dem Oberkörper nach rechts zu federn. Federn Sie so, dass Sie eine Zugspannung auf Ihrer linken Seite wahrnehmen. Achten Sie darauf, dass Ihr linker Arm unter Spannung bleibt und die Federbewegung nur im Oberkörper geschieht. Stellen Sie sich vor, Ihr Oberkörper federt von allein, ganz ohne Muskelkraft, wie ein Ball, der von allein auf- und abhüpft.

schmeidig durch den Alltag zu schlängeln. Deswegen müssen Sie ja nicht gleich mit gespaltener Zunge sprechen.
Genießen Sie das Rumgehüpfe, denn Hopsen macht gute Laune! Ihre Faszien werden Ihnen das ganz sicher bestätigen.

Gummiball

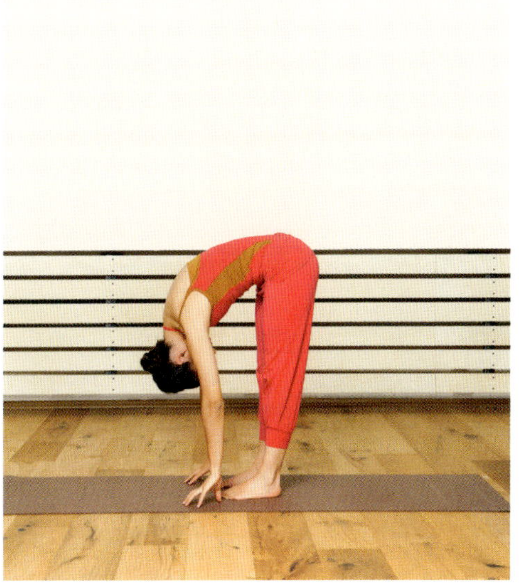

> Ihre Beine sind gestreckt und etwa hüftbreit geöffnet. Ihr Oberkörper hängt entspannt nach vorne unten.

> Geben Sie das ganze Gewicht Ihres Rückens und Ihres Oberkörpers nach unten ab. Lassen Sie die Schwerkraft für Sie arbeiten. Spüren Sie die Dehnung im gesamten Rücken, und lassen Sie sich nur von Ihrer dicken Lendenfaszie, dem Bindegewebe um Ihren unteren Rücken, halten.

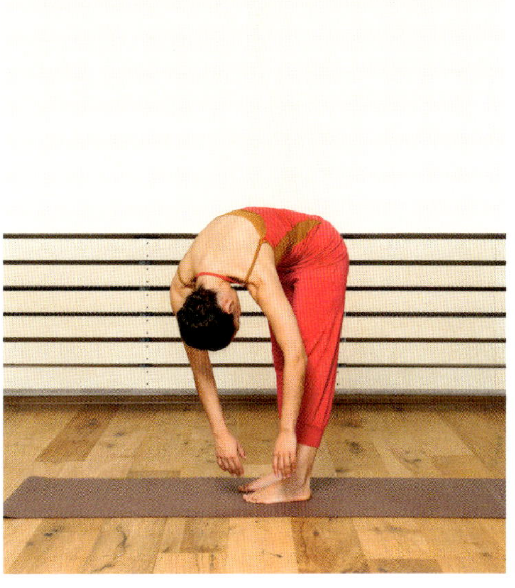

> Beginnen Sie im unteren Rücken zu federn. Stoßen Sie sich immer wieder mit Ihren Fingern vom Boden ab. Federn Sie komplett ohne Muskelkraft. Federn Sie in verschiedene Richtungen, mal nach rechts, mal zur Mitte und mal nach links.

> Sie können vom Federn mehr ins Schwingen kommen, indem sie sich stärker vom Boden abdrücken, sodass Ihr Oberkörper höher nach oben kommt, vielleicht sich sogar bis ganz nach oben aufrichtet. Dann schwingen Sie wieder nach unten.

Federleicht

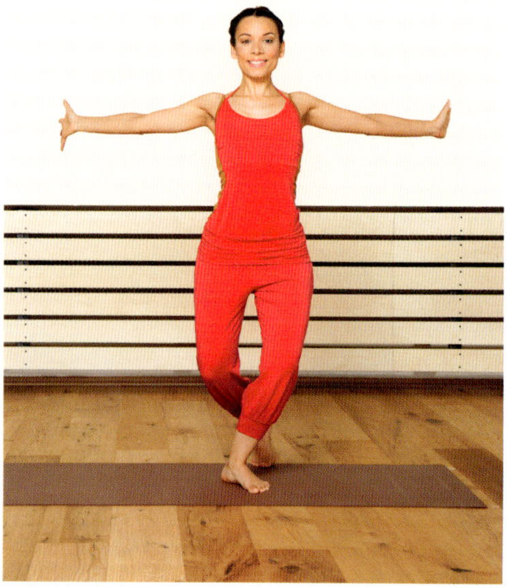

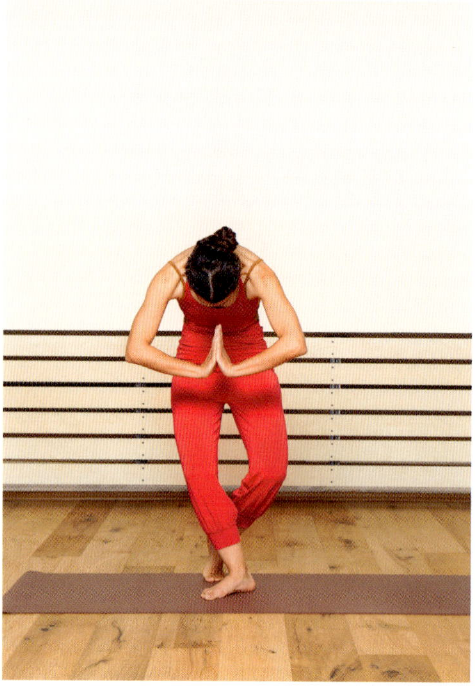

> Ihr linkes Bein ist leicht nach außen gedreht und gebeugt. Überkreuzen Sie Ihr linkes mit dem rechten Bein hinten. Ihr rechtes Bein ist ebenfalls etwas angewinkelt, die Zehen sind aufgestellt.
> Ihr Oberkörper ist aufgerichtet. Strecken Sie Ihre Arme weit nach hinten aus, flexen Sie Ihre Hände. Spüren Sie, wie sich Ihr Brustraum weitet.
> Beginnen Sie nun in dieser Position mit den Armen kleine Federbewegungen auszuüben.
> Federn Sie 4- bis 6-mal.
> Hüpfen Sie nach rechts und überkreuzen Sie diesmal das rechte Bein mit dem linken Bein hinten. Führen Sie dabei die Handflächen vor dem Körper zusammen, und runden Sie Ihren Rücken.

> Stoßen Sie sich mit den Händen ab, und hüpfen Sie wieder nach links in die Ausgangsposition.
> Hüpfen Sie so fröhlich hin und her. Landen Sie immer weich und leise wie eine Katze.
> Vergessen Sie nicht, mit den Armen 4-mal nach hinten zu federn.

Trampolin

> Ihre Beine sind hüftbreit geöffnet und gebeugt, Ihre Knie zeigen parallel nach vorne zu den Zehenspitzen.
> Der Oberkörper ist nach vorne gebeugt, der Rücken ist dabei gerade. Ihr Kopf befindet sich in Verlängerung des Rückens.
> Ihre Arme sind nach hinten ausgestreckt, die Handflächen zeigen zueinander.
> Springen Sie nun nach oben, strecken Sie dabei den gesamten Körper und Ihre Füße in der Luft.

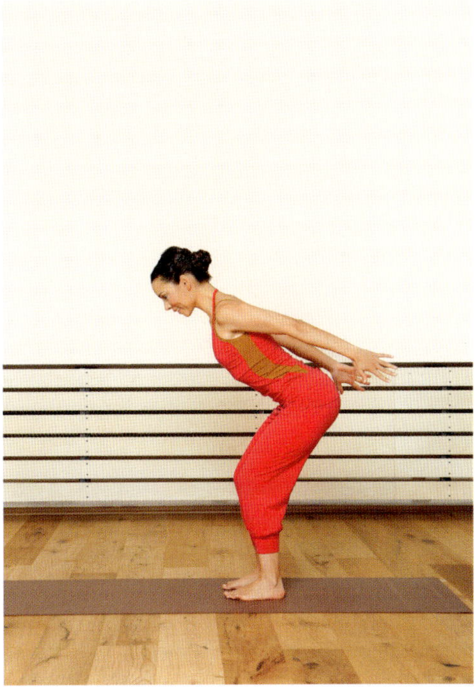

> Landen Sie wieder weich in der Ausgangsposition.
> Versuchen Sie, ohne Pause zu springen, bis Sie das Gefühl bekommen, der Boden unter Ihren Füßen würde Sie immer wieder nach oben katapultieren.
> Alternativ können Sie, statt den Rücken gerade zu halten, den Oberkörper auch komplett nach unten aushängen. Auf diese Art und Weise dehnen Sie Ihre rückwärtige Faszienbahn. Bevor Sie nach oben zum Springen schwingen, federn Sie in der Hängeposition ein paarmal, um den nötigen Schwung für Ihren Sprung zu holen.

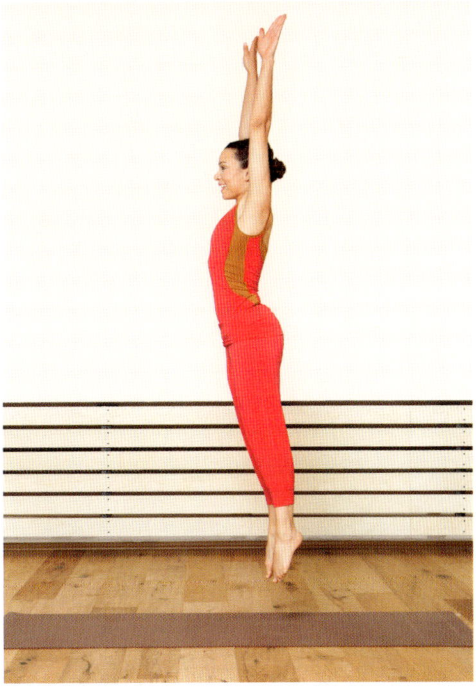

Gummitwist

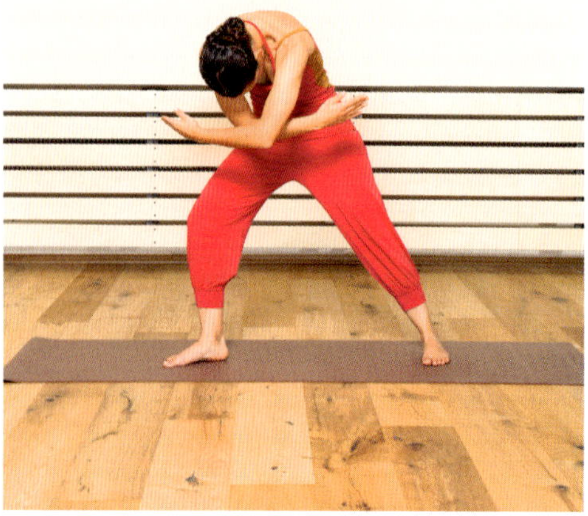

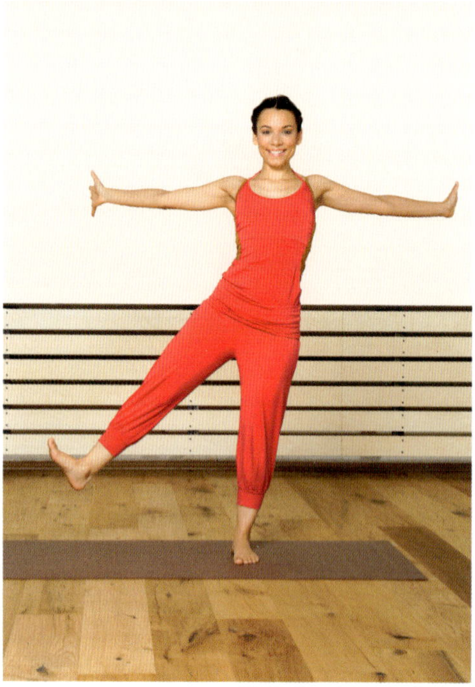

> Stellen Sie sich in eine Grätsche, Ihr rechtes Bein ist im Hüftgelenk nach außen rotiert und gebeugt. Ihr linkes Bein ist gestreckt, die Zehen zeigen nach vorne.

> Ihr Oberkörper ist nach vorne rechts geneigt, der Rücken gerundet. Ihre Arme sind vor Ihrem Brustkorb überkreuzt.

> Stoßen Sie sich mit Ihrem rechten Fuß vom Boden ab, bis er sich vom Boden löst. Schwingen Sie gleichzeitig Ihren Oberkörper nach oben, und öffnen Sie Ihre Arme weit nach hinten.

> Schwingen Sie auf diese Art und Weise im Wechsel hin und her. Lassen Sie sich immer wieder vom Boden den Katapultimpuls geben.

> Wechseln Sie nach 4- bis 6-mal Hin- und Herschwingen die Seite.

Übrigens

Achten Sie beim Schwingen darauf, dass Sie Ihren Kopf nicht so stark nach hinten und nach vorne werfen. Legen Sie den Fokus mehr auf den Rücken. Genießen Sie das Gefühl, dass der Boden die Arbeit für Sie erledigt.

Gummiband

> Stellen Sie sich in einen Ausfallschritt, Ihr linkes Bein ist dabei nach hinten ausgestreckt, Ihr rechtes nach vorne gebeugt.
> Gehen Sie in eine Vorspannung, indem Sie nun den Oberkörper weit nach vorne oben aufdehnen und mit dem Einatmen die Arme hinter Ihre Ohren bringen. Ihre Hände sind geflext.
> Atmen Sie aus, und schwingen Sie Ihren Körper nach vorne unten, Ihre Arme schwingen weit nach hinten oben.
> Strecken Sie gleichzeitig Ihr linkes Bein aus, und runden Sie Ihren Rücken.

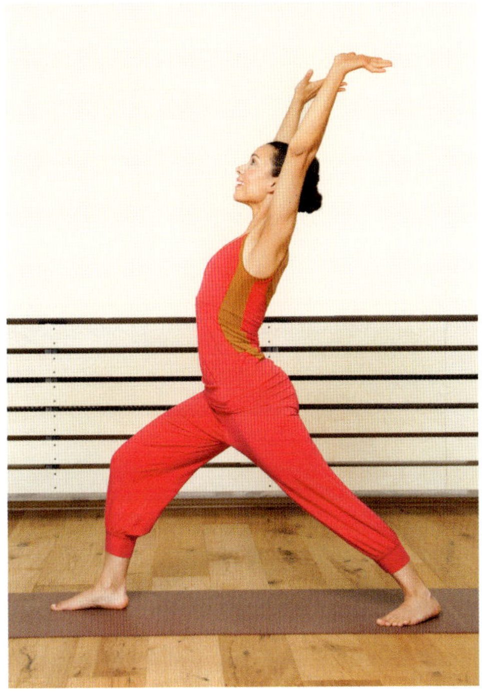

> Schwingen Sie wieder zurück nach oben, und gehen Sie erneut in die Vorspannung. Versuchen Sie ohne Pause hoch und tief zu schwingen.
> Schwingen Sie 4- bis 6-mal hoch und tief.

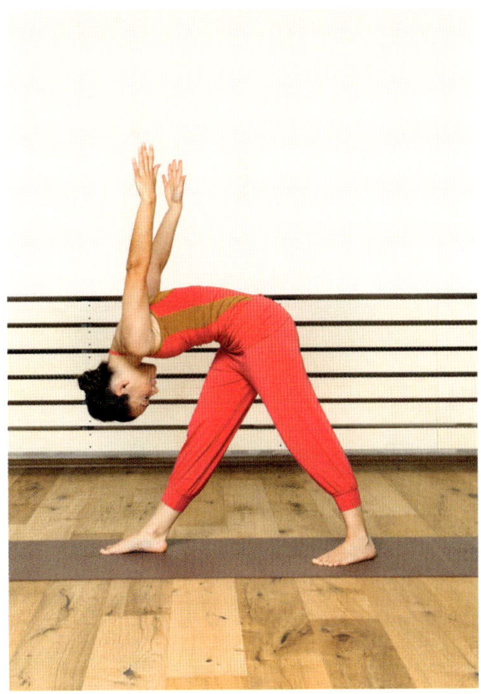

Übrigens
Die Vorspannung ist beim Schwingen wichtig, damit sich die Faszien sozusagen aufladen können. Das ist wie bei einem Gummiband, das man zuerst auseinanderzieht, also dehnt, bevor man loslässt.

Flummi

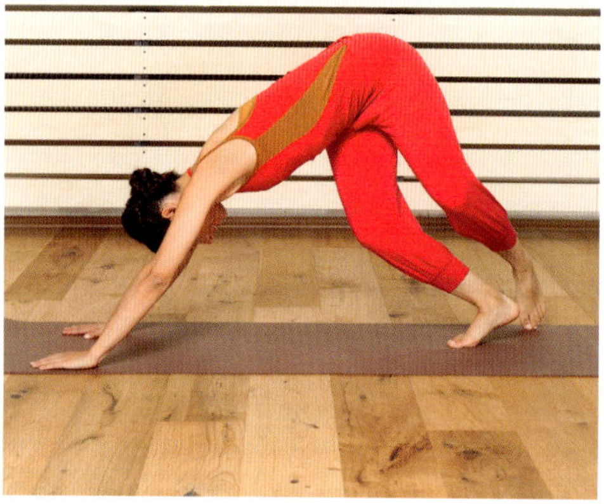

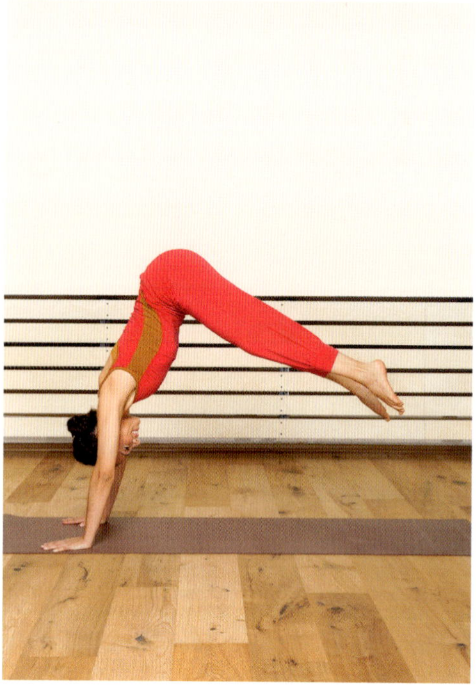

> Stützen Sie sich mit Händen und Füßen am Boden ab. Beginnen Sie nun mit Ihren Füßen hin und her zu hüpfen, überkreuzen Sie dabei immer Ihre Beine.

> Landen Sie weich und leise wie auf Watte.
> Spielen Sie munter weiter, und springen Sie nun so, dass beide Füße gleichzeitig den Boden verlassen. Landen Sie auch hier wieder sanft auf Ihren Fußballen.
> Versuchen Sie, auf Ihren Händen und Füßen vorwärts und rückwärts zu hüpfen; dabei sind immer ein Fuß und eine Hand in der Luft.
> Stellen Sie sich vor, Sie würden auf allen Vieren Treppenstufen nach oben hüpfen.
> Probieren Sie diese Übung ruhig in Ihrem Treppenhaus aus. Damit Sie nicht auffallen, machen Sie es ganz leise, völlig geräuschlos. Eben sanft und weich.
> Hüpfen Sie 4- bis 6-mal.

Übrigens

Versuchen Sie, immer auf Ihren Fußballen zu landen. Sie erreichen so eine höhere Elastizität. Machen Sie Ihren Körper glücklich. Ihre Knie finden es viel schöner, wenn sie sanft von den Fußballen abgefedert werden.

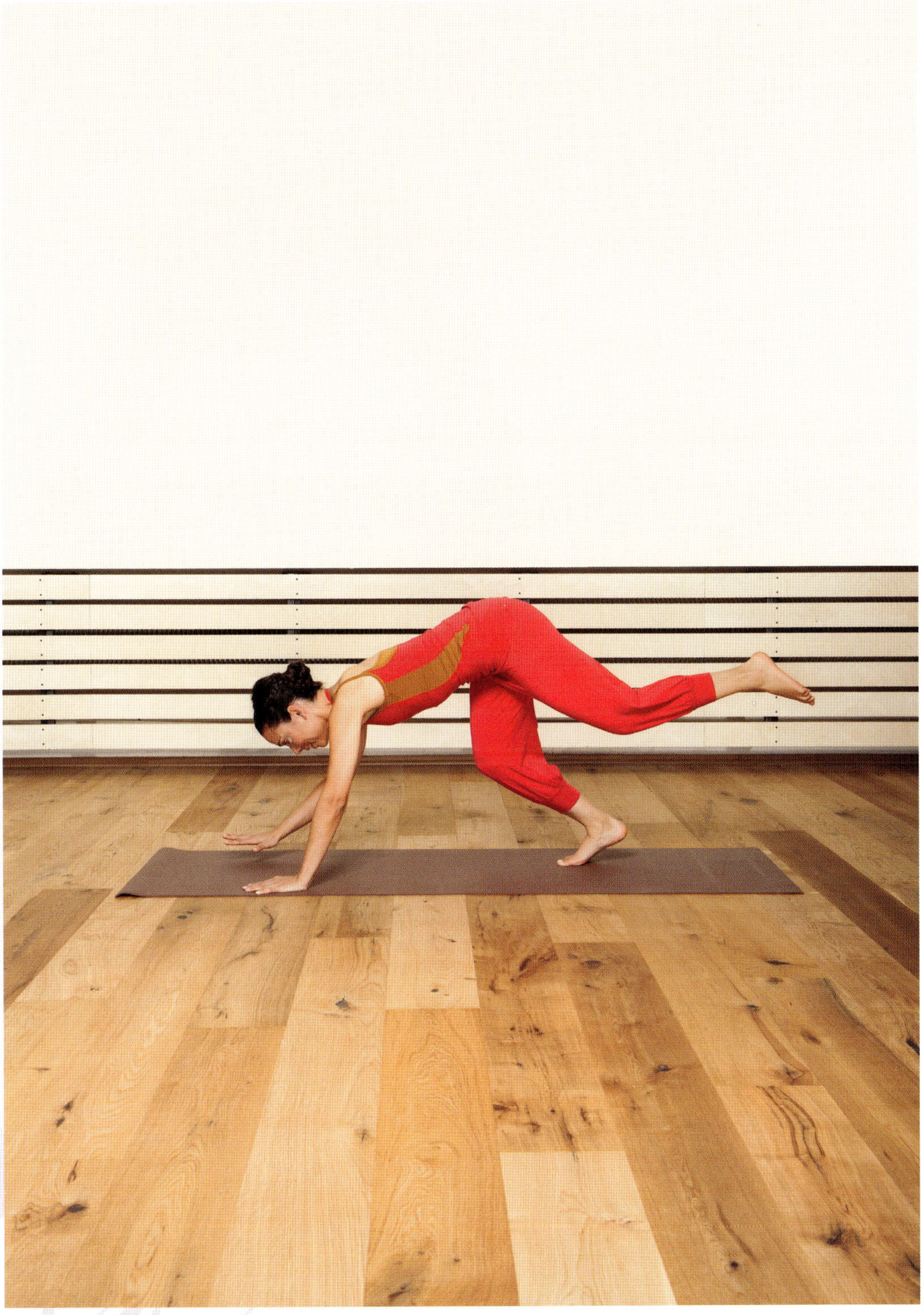

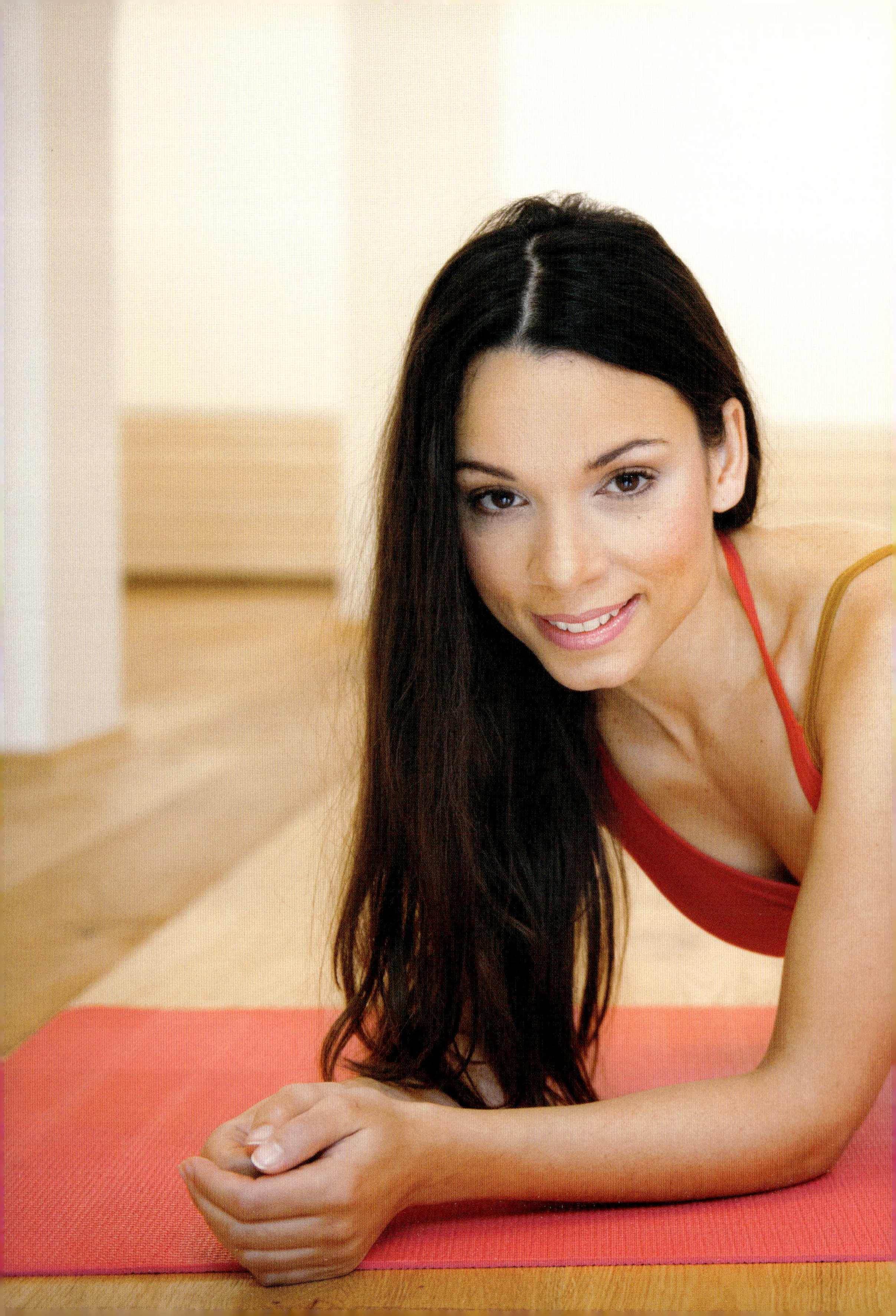

Gepflegt abhängen

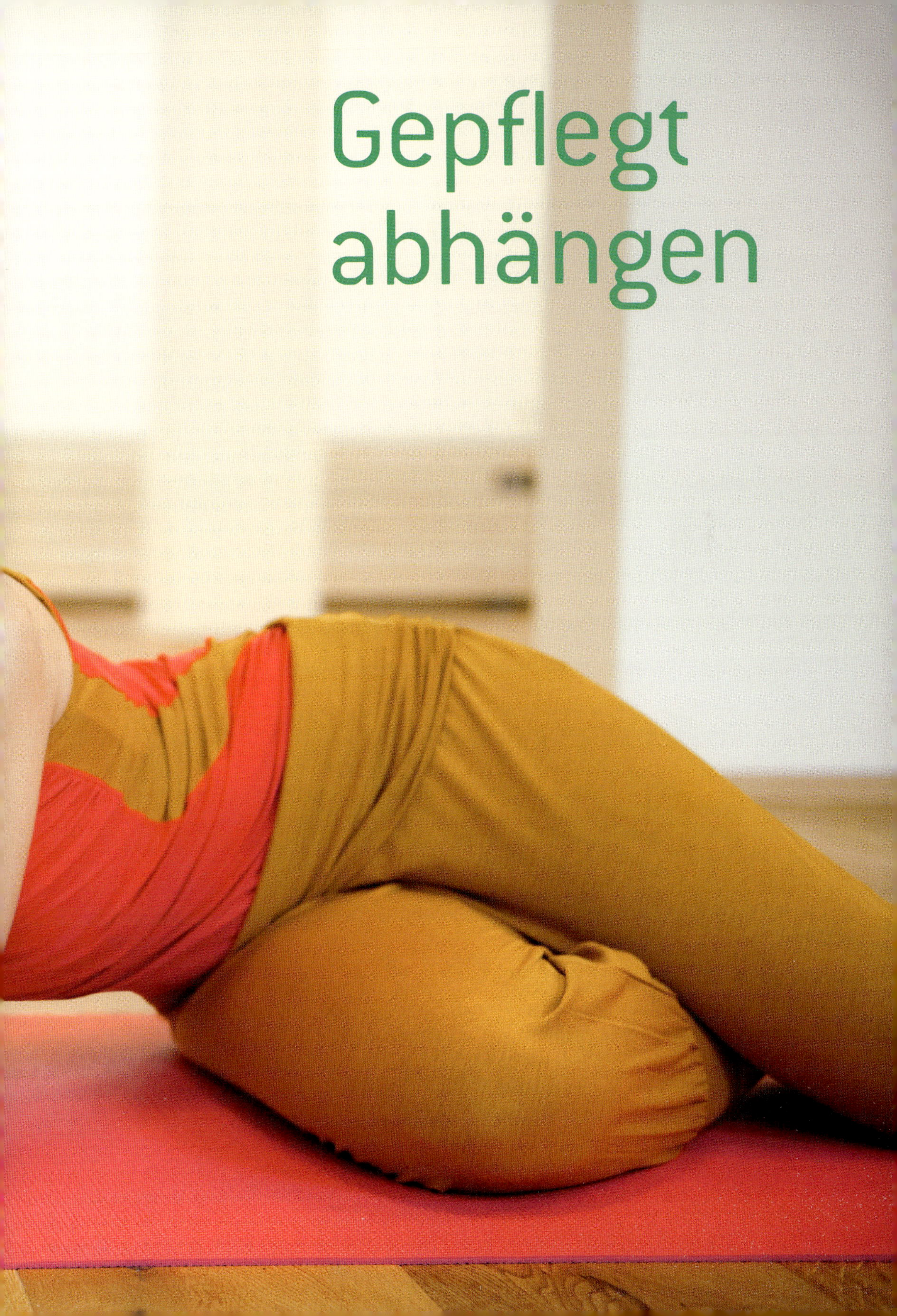

Gepflegt abhängen

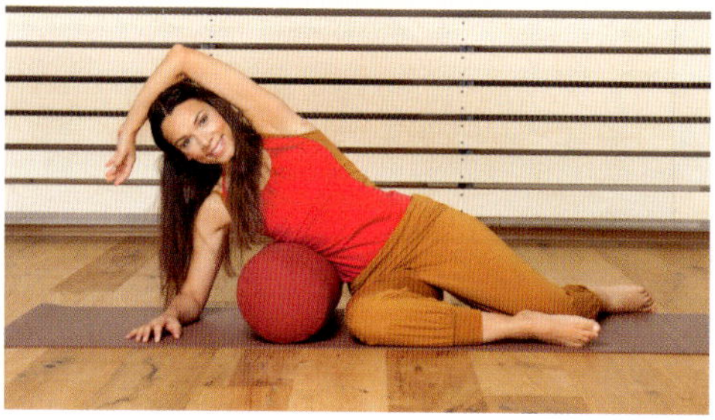

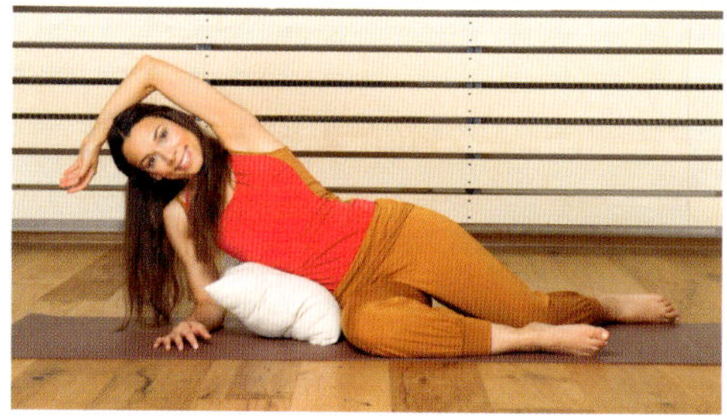

Yin Yoga – das klingt sanft und schön. Und so falsch liegen Sie damit nicht, denn sicher kennen Sie die taoistischen Zeichen von Yin und Yang. Aber was soll das nun mit Yoga zu tun haben? So einiges!

Erst einmal aber schauen wir uns an, was es mit Frau Yin und Herrn Yang so auf sich hat.

Gegensätze ziehen sich an und bilden gemeinsam eine Einheit. Wir brauchen Yin und Yang, um sowohl körperlich als auch geistig in Balance zu bleiben. In diesem Kapitel orientieren Sie sich an den linken Spalten, verinnerlichen also das, was das Yin ausmacht – so werden Sie mit lang gehaltenen Dehnungen in den Genuss des »Dahinschmelzens« kommen.

Die Bedeutung von Yin und Yang

Yin ist …	*Yang ist …*
weiblich	männlich
passiv	aktiv
langsam	schnell
kalt	heiß
weich	hart

Yin und Yang im Bezug zum Yoga

Beim Yin Yoga …	*Beim Yang Yoga (z.B. Power-Yoga, Ashtanga) …*
werden die Faszien stimuliert	werden die Muskeln trainiert
sind die Muskeln entspannt	sind die Muskeln angespannt
verweilt man 2–5 Minuten in der Pose	bleibt man 2–30 Sekunden in einer Haltung bzw. führt man die Positionen im Fluss kraftvoll und dynamisch aus

Achten Sie also bei jeder Pose darauf, Ihre Muskulatur komplett zu entspannen. Lassen Sie die Faszien die Arbeit erledigen. Doch seien Sie gewarnt: Yin Yoga ist ein Training, keine Entspannung, wie Sie es sich eventuell vorstellen!

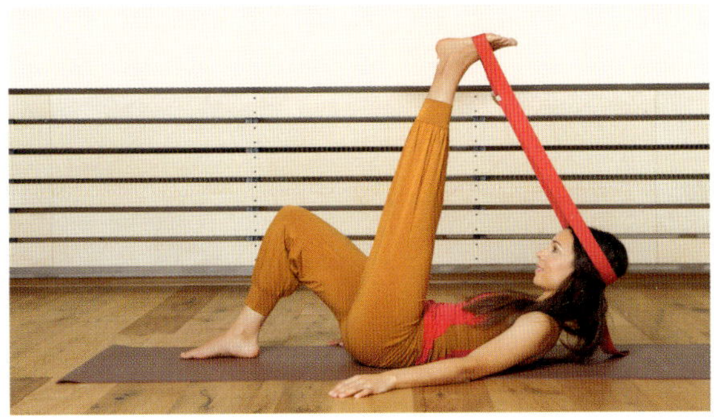

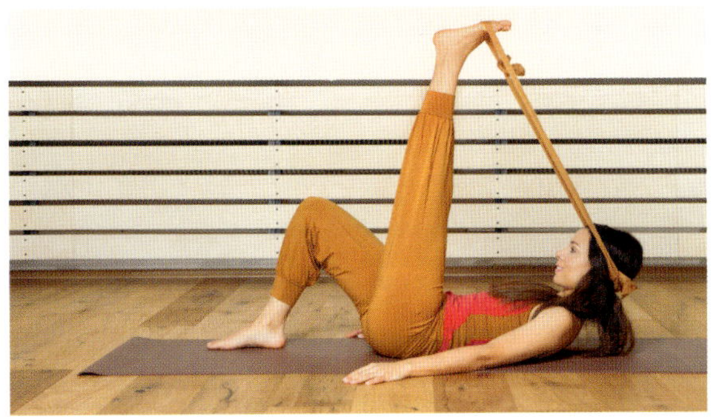

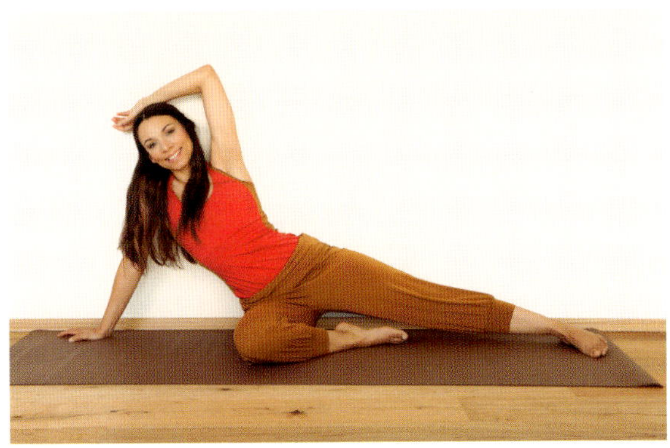

Hören Sie auf Ihren Körper, und spüren Sie bewusst in ihn hinein. Sie werden merken, dass Ihre Schmerztoleranzgrenze an manchen Tagen höher als an anderen sein wird. Wenn Sie mal einen Tag mit gesteigertem Schmerzempfinden haben sollten, umspülen Sie Ihr Fasziengewebe eben etwas sanfter, ohne aber in komplette Passivität zu verfallen.

Wie schon im Kapitel »Bahnreise« kommen auch in diesem Kapitel die faszialen Zugbahnen unseres Körpers vor. Zu jeder Zugbahn finden Sie Übungen, die diesen Bereich dehnen. Damit Sie gut vorbereitet sind, legen Sie sich mehrere kleine oder ein dickes Kissen zurecht. Wenn Sie ein Yogabolster besitzen, umso besser! Außerdem brauchen Sie einen Yogagurt oder alternativ eine Strumpfhose, Leggings oder Hose. Begeben Sie sich in die Nähe einer Wand oder Ihrer Couch. So sind Sie bestens für Yin Yoga ausgerüstet. Ich lade Sie herzlich dazu ein, in aller Welt abzuhängen.

Yin-Yoga-Flow

Flow bedeutet »im Fluss bleiben, in Bewegung bleiben«. Beim Yin-Yoga-Flow passiert dies aber nur in Minischritten und im Schneckentempo. Ganz ohne Muskelkraft. Sie bewegen sich nur innerhalb Ihrer Faszienstruktur.

Schmelzen Sie bei jedem neuen Winkel in die Position hinein. Die Flowpunkte, die ich Ihnen zur Auswahl stelle, sind nur Vorschläge. Experimentieren Sie selbst, begeben Sie sich auf ein kleines Abenteuer – haben Sie keine Angst, es kann nichts passieren! Achten Sie nur darauf, dass Sie sich langsam, bewusst und ohne Kraftaufwand bewegen.

Abhängen von vorn

»Langsam, bewusst und ohne Kraftaufwand«, so sagte ich es schon. Das sollte auch tatsächlich kein Witz sein. Aber wie soll das gehen? Langsam ist klar, denke ich: Hetzen Sie sich nicht. Machen Sie die Übung genau nach, achten Sie auf jede Kleinigkeit. Bewusst, also. Drücken und ziehen Sie nicht, helfen Sie nicht aktiv nach, wo Ihr Körper (noch) nicht weiter mag. Kein

In der Sonne liegen auf Ko Samui

> *Legen Sie sich Ihr Bolster zurecht. Lehnen Sie sich nun seitlich über Ihr Bolster. Beugen Sie dabei Ihre Arme und Ihre Beine.*
> *Greifen Sie mit Ihrer linken Hand den rechten Arm.*
> *Ihr linkes Bein ist vorne angewinkelt, Ihr rechtes Bein nach hinten abgewinkelt.*
> *Drehen Sie Ihr Brustbein zur Decke auf.*
> *Lassen Sie sich ganz in die Position hineinsinken, schmelzen Sie hinein. Entspannen Sie Ihre Muskulatur vollkommen. Spüren Sie, wie Ihre Frontlinie gedehnt wird.*

So können Sie die Übung zu einem Yin-Yoga-Flow umwandeln:

> *Bewegen Sie in kleinen Minischritten*
  – *Ihr Becken mal nach rechts und mal nach links*
  – *Ihren Brustkorb sanft und langsam*
  – *Ihr rechtes Knie weiter nach hinten.*
> *Achten Sie bei jeder kleinen Bewegung darauf, keine Muskeln einzusetzen bzw. anzuspannen.*
> *Halten Sie die Position 3–5 Minuten lang, und wechseln Sie dann zur anderen Seite.*

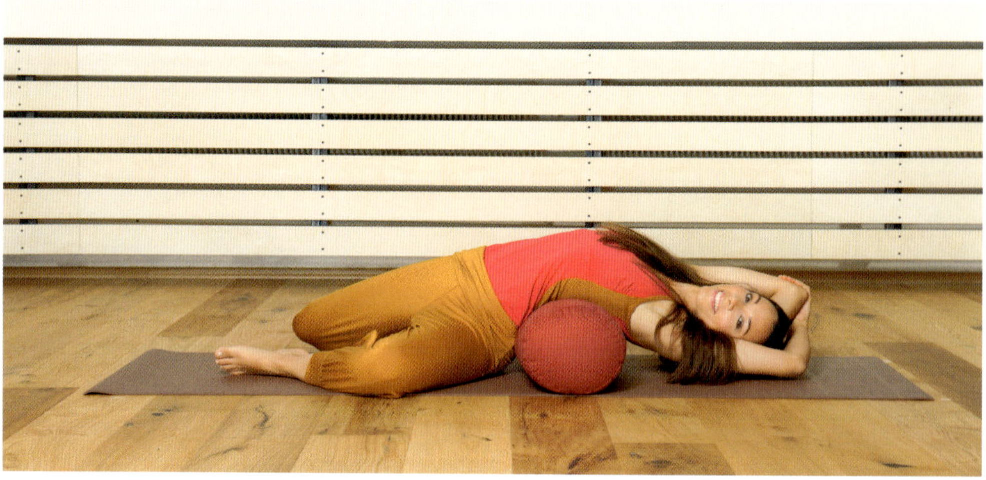

Kraftaufwand, einfach nur gepflegtes Abhängen. Anstrengend wird es ganz von allein. Denn intensives Dehnen ist nicht immer eine Vergnügungsreise. Auch, wenn die Übungsnamen Sie dazu einladen sollen, das Hineinschmelzen in die Pose zu genießen, können die Minuten gefühlt länger dauern. Sie werden aber feststellen, dass mit jedem Mal der Genuss steigt.

Abhängen in Rio

> Legen Sie im Knien Ihre Arme und Ihre Stirn nach vorne auf Ihr Kissen oder auf das Bolster ab. Ihre Nasenspitze ist dabei frei.

> Stellen Sie Ihre Zehen entweder auf, oder legen Sie sie flach am Boden ab. Ihre Knie befinden sich dabei etwa unterhalb Ihrer Hüftgelenke.

> Hängen Sie sich nun komplett aus. Lassen Sie Arme und Brustkorb schwer werden.

> Öffnen Sie gerne Ihre Arme so breit, wie Ihr Bolster es vorgibt, um mehr Platz in den Schultergelenken zu bekommen.

So können Sie die Übung zu einem Yin-Yoga-Flow umwandeln:

> Bewegen Sie langsam in ganz kleinen Minibewegungen

– Ihre Arme

– vielleicht die Schultern

– mal den Brustkorb.

> Bleiben Sie im Stimulationsgebiet, also Ihrer Frontlinie, aber suchen Sie immer wieder neue kleine Winkel.

> Halten Sie die Position 2–3 Minuten lang und genießen Sie die schöne Dehnung.

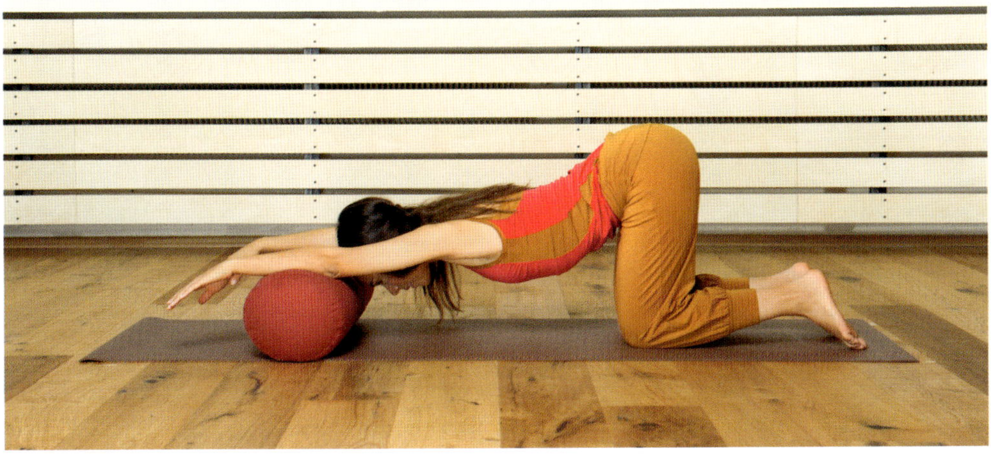

Kaffeepause in Venedig

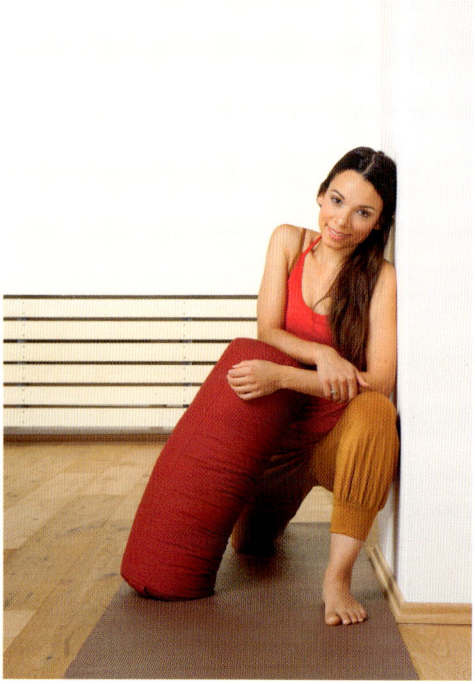

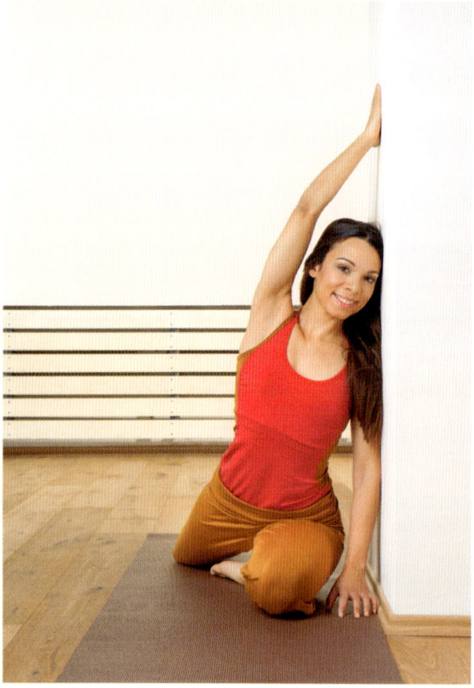

> *Begeben Sie sich in die Nähe einer Wand. Stellen Sie Ihr linkes Bein auf, und lehnen Sie es an die Wand.*
> *Strecken Sie Ihr rechtes Bein nach hinten aus, Ihr Knie ist dabei abgelegt, die Zehen sind aufgestellt oder flach abgelegt.*
> *Legen Sie dabei Ihre linke Schulter an der Wand ab, und stützen Sie sich mit Ihrem linken Unterarm auf Ihrem linken Oberschenkel ab.*
> *Stützen Sie Ihren rechten Arm locker auf Ihr aufgestelltes Bolster.*
> *Lehnen Sie entspannt Ihren Kopf gegen die Wand.*
> *Geben Sie nun das ganze Gewicht Ihrer rechten Beckenhälfte zum Boden ab. Schmelzen Sie in die Position hinein, und hängen Sie eine Runde ab.*

So können Sie die Übung zu einem Yin-Yoga-Flow umwandeln:

> *Kippen Sie Ihre rechte Beckenhälfte minimal nach innen.*
> *Drehen Sie außerdem Ihren Brustkorb etwas mehr zur Wand.*
> *Lassen Sie mal auch den rechten Arm nach unten hängen.*
> *Beugen Sie Ihren Oberkörper etwas mehr nach vorne.*
> *Halten Sie die Position 3–5 Minuten lang, und wechseln Sie dann zur anderen Seite.*

Alternativposition (siehe Bild S. 90 u.)

> *Anstatt Ihr linkes Bein aufzustellen, können Sie Ihr linkes Schienbein ablegen. Legen Sie Ihren rechten Arm über dem Kopf gebeugt an der Wand ab. Entspannen Sie Ihren rechten Arm, indem Sie das Gewicht Ihres Arms an die Wand abgeben.*

Übrigens

Die Vorreiter von Yin Yoga heißen Paul und Suzee Grilley. Ihre Idee basiert darauf, ein vorher festgelegtes Zielgebiet zu dehnen, beispielsweise den unteren Rücken. Man spielt so lange mit verschiedenen Körperpositionen herum, bis man die Dehnung dort findet, um dann 3–10 Minuten zu verweilen. In diesem Kapitel arbeiten wir ähnlich, nur, dass wir in Bahnen denken.

Das Yogabolster und Yin Yoga sind die besten Freunde.

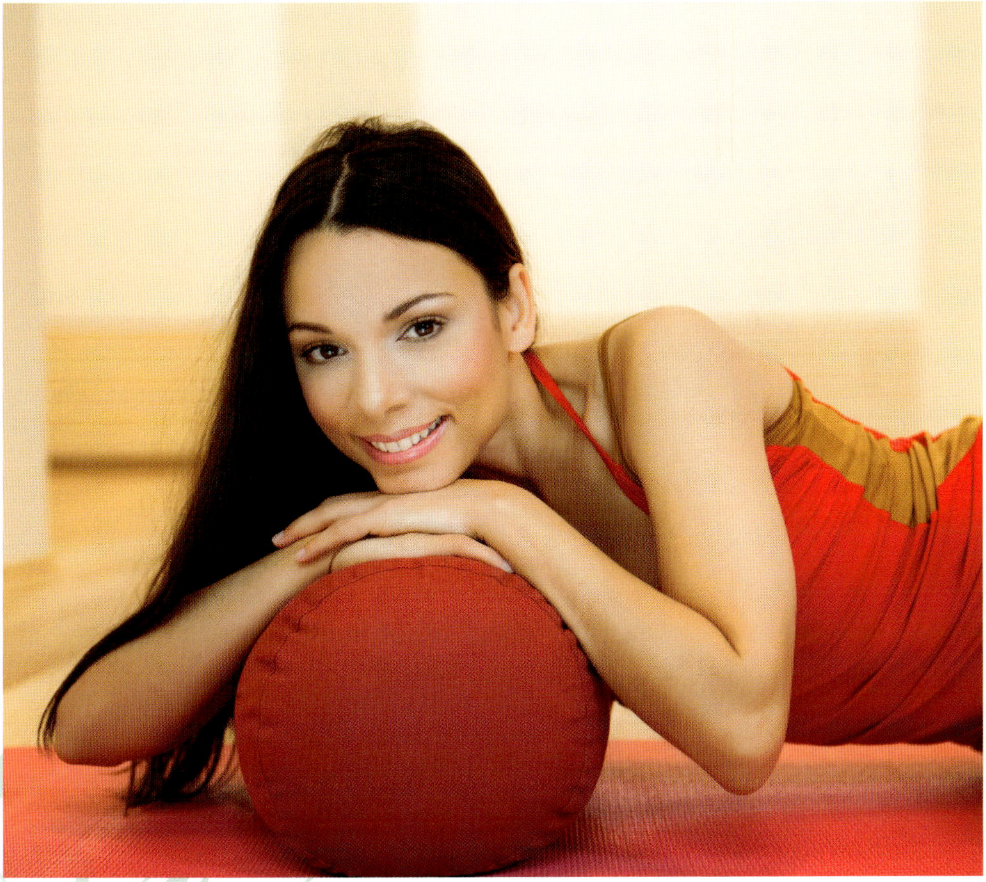

Faulenzen in Kopenhagen

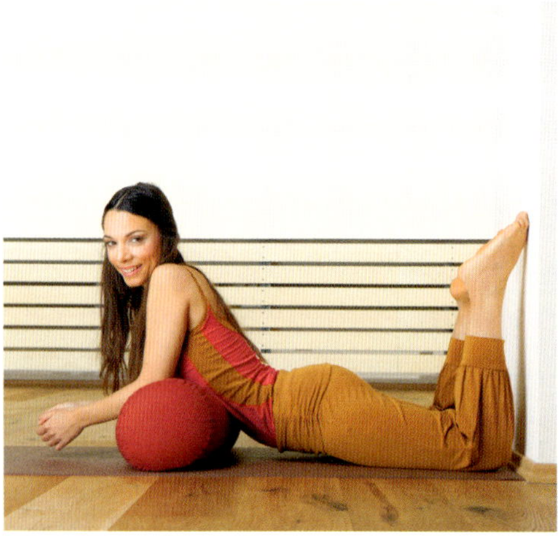

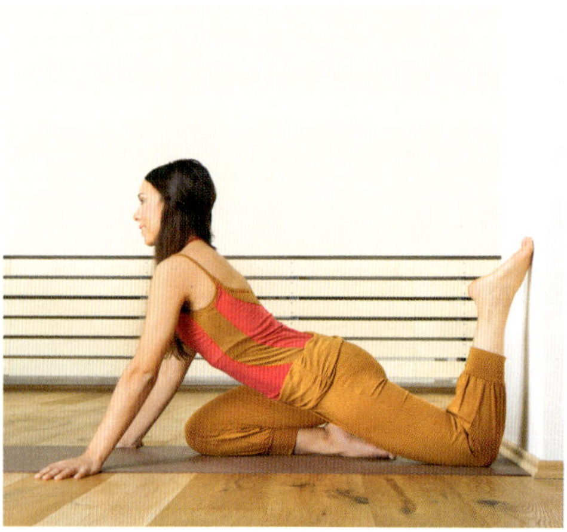

> *Legen Sie Ihre Füße mit dem Fußspann an einem Wandstück ab.*
> *Schieben Sie Ihr Bolster oder Ihr Kissen unter Ihren Bauch oder Ihren Brustkorb.*
> *Stützen Sie sich mit Ihren Armen auf Ihrem Bolster ab. Sinken Sie in den Schultern ein, wenn Sie wollen. Entspannen Sie den Po.*
> *Durch die Platzierung des Kissens bestimmen Sie Ihre persönliche Rückbeuge. Sie dehnen Ihre Frontlinie, und im unteren Rücken entsteht eine gewollte Kompression.*

So können Sie die Übung zu einem Yin-Yoga-Flow umwandeln:

> *Stützen Sie sich mit Ihren Händen und ausgestreckten Armen am Boden ab.*
> *Drehen Sie Ihren Brustkorb langsam nach rechts und links.*
> *Heben Sie Ihren Brustkorb höher an.*
> *Senken Sie Ihren Oberkörper weiter ab.*
> *Halten Sie die Position 3–5 Minuten lang, und wechseln Sie dann zur anderen Seite.*

Alternativposition 1

> *Üben Sie ohne Bolster. Lassen Sie ein Bein vorne angewinkelt, indem Sie Ihr Schienbein auf dem Boden ablegen und sich auf Ihre Ferse setzen.*

So können Sie die Übung zu einem Yin-Yoga-Flow umwandeln:

> *Lassen Sie Ihre linke Beckenhälfte weiter zum Boden sinken.*

> Wandern Sie weiter zur Wand, um die Dehnung zu verstärken.
> Halten Sie die Position 3–5 Minuten lang, und wechseln Sie dann zur anderen Seite.

Alternativposition 2

> Bilden Sie mit Ihrem Gurt eine Schlaufe. Achten Sie darauf, dass er richtig eingefädelt ist und nicht auseinanderrutscht.
> Legen Sie Ihr Becken auf Ihr Bolster ab. Beugen Sie das rechte Bein, und legen Sie die Schlaufe um Ihren rechten Fußspann.
> Ziehen Sie nun den Gurt mit Ihrer rechten Hand zu sich, und legen Sie ihn um Ihre Stirn an. Sie bestimmen die Dehnung, je nach Größe der Schlaufe. Je kleiner die Schlaufe, desto mehr Dehnung, je größer, desto weniger Dehnung.
> Ihr linkes Bein liegt mit entspannt gebeugtem Knie am Boden. Stützen Sie sich mit den Händen ab, sodass die Hände zur Seite oder nach vorne zeigen. Benutzen Sie zum Abstützen gern auch Blöcke.
> Geben Sie das Gewicht Ihres Beckens ab. Lassen Sie Ihren Kopf entspannt gegen den Gurt nach vorne fallen.
> Halten Sie die Position 3–5 Minuten lang, und wechseln Sie dann zur anderen Seite.

Übrigens

Eine Kompression ist eine Quetschung des Fasziengewebes. Stellen Sie sich einen Schlauch vor, durch den Wasser fließt. Nun knicken wir den Schlauch, in diesem Fall unsere Wirbelkette. Jetzt pumpt sich das Gewebe voll. Wenn wir nun den Knick nach ein paar Minuten langsam lösen und Stück für Stück das Wasser wieder durchfließen lassen, wird in diesem Augenblick das Gewebe befeuchtet, wir bringen das Wasser wieder zum Fließen.

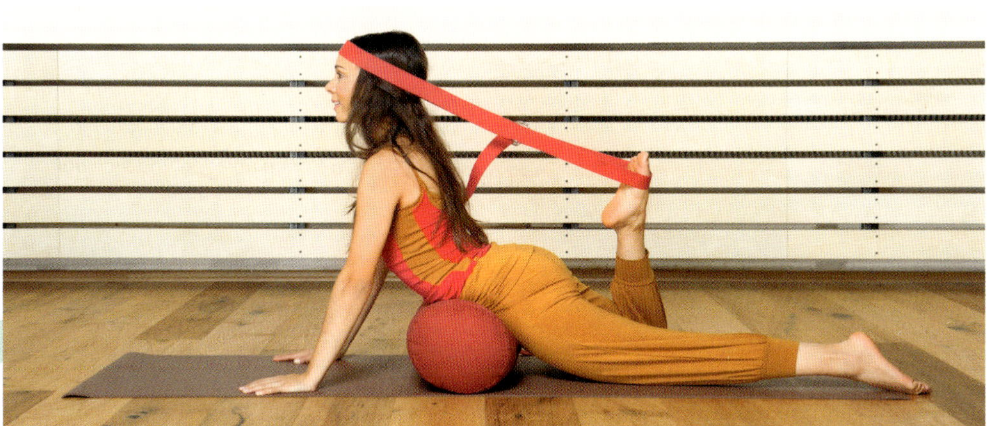

Rumliegen auf den Felsen von Acapulco

> Legen Sie sich in der Nähe einer Wand oder Ihrer Couch auf den Rücken. Stellen Sie Ihre Beine auf, und heben Sie Ihr Becken nach oben an. Schieben Sie nun Ihr Kissen oder Ihr Bolster unter Ihr Becken.
> Strecken Sie Ihre Arme nach hinten über dem Kopf aus, und legen Sie sie entspannt am Boden ab.
> Ziehen Sie Ihr linkes Bein zu sich, und legen Sie es an der Wand seitlich ab. Strecken Sie Ihr rechtes Bein lang nach vorne aus, und legen Sie es am Boden ab.
> Lassen Sie Ihr Becken ganz schwer werden, und werden Sie eins mit Ihrem Kissen. Spüren Sie die Dehnung der faszialen Frontlinie vor allem auf der rechten Seite.

So können Sie die Übung zu einem Yin-Yoga-Flow umwandeln:

> Bewegen Sie Ihre Arme.
> Neigen Sie Ihren Oberkörper nach rechts oder links.
> Lassen Sie Ihren linken Oberschenkel weiter zu sich in Richtung Brustkorb fallen.
> Lassen Sie das rechte Bein weiter nach außen fallen.
> Ziehen Sie mit beiden Armen Ihren linken Oberschenkel zu sich , wichtig ist, dass das rechte Bein entspannt bleibt.
> Strecken Sie Ihr linkes Bein aus, sodass beide Beine ausgestreckt sind.
> Halten Sie die Position 3–5 Minuten lang, und wechseln Sie dann zur anderen Seite.

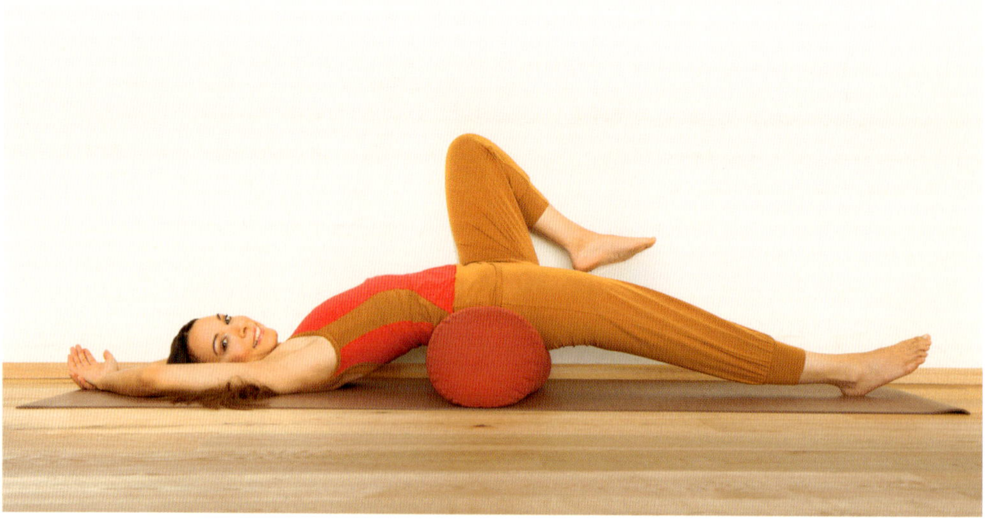

Rücklings verschmelzen

Der Rücken und der Nacken sind ein leidiges Thema im Leben der meisten Menschen. Verschmelzen Sie mit Ihrem Rücken, machen Sie sich ihn und Ihren Nacken zum Freund – er hat so lange ein Schattendasein geführt und konnte sich nur über Schmerzen bei Ihnen bemerkbar machen.

Die Beine bräunen in Kapstadt

> Auf dem Rücken liegend, formen Sie Ihren Yogagurt zu einer Schlaufe, sodass Ihr Kopf vom Boden abgehoben ist und Ihre Beine gestreckt sind. Ihre Arme und Schulterblätter liegen entspannt am Boden auf.

> Versuchen Sie die Schlaufe so zu spannen, dass Sie das Gewicht Ihrer Beine an den Gurt abgeben können und Ihre Beinmuskeln auf der Vorderseite optimal entspannen können.

> Ihr Kopf liegt ganz entspannt und bequem im Gurt. Achten Sie darauf, dass der Gurt sich oberhalb Ihrer Ohren befindet. Dehnen Sie Ihre fasziale Rückenlinie.

So können Sie die Übung zu einem Yin-Yoga-Flow umwandeln:

> Strecken Sie im Wechsel die Arme weiter nach unten aus; vergessen Sie aber nicht, sie wieder zu entspannen.

> Bewegen Sie Ihren Oberkörper etwas nach rechts oder links.

> Drehen Sie Ihren Kopf ganz leicht.

> Halten Sie die Position 3–5 Minuten lang.

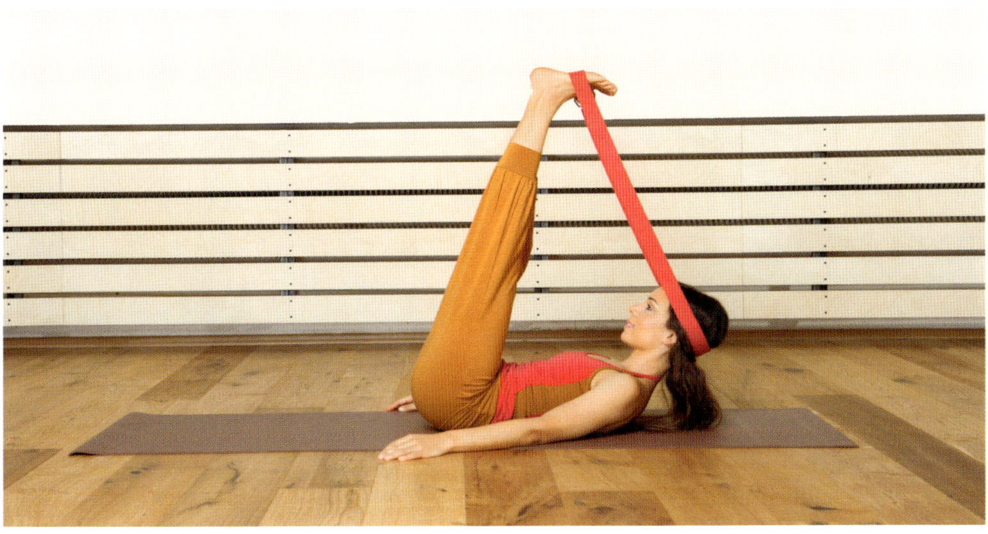

Gammeln in Sydney

> Setzen Sie sich frontal vor eine Wand und lehnen Sie sich gegen Ihr Bolster nach hinten. Ihr Oberkörper ist angehoben.
> Strecken Sie Ihre Beine an der Wand entlang nach oben aus.
> Legen Sie Ihre Hände locker an Ihrem Hinterkopf ab, und neigen Sie Ihn.
> Ihr Kinn ruht bequem auf Ihrem Brustbein.
> Machen Sie es sich in dieser Position bequem und genießen Sie die Dehnung in Ihrer faszialen Rückbahn. Wenn Sie näher zur Wand rutschen, wird es intensiver.

So können Sie die Übung zu einem Yin-Yoga-Flow umwandeln:

> Bewegen Sie Ihren Oberkörper.
> Schieben Sie Ihr Bolster mehr in Richtung Rücken, um die Dehnung zu verstärken.
> Bewegen Sie dabei Ihr Kinn nach rechts und links.
> Nicht vergessen: Alles ohne Kraftaufwand – behalten Sie immer den Gedanken einer schmelzenden Dehnung im Kopf!
> Halten Sie die Position 3–5 Minuten lang, und wechseln Sie dann zur anderen Seite.

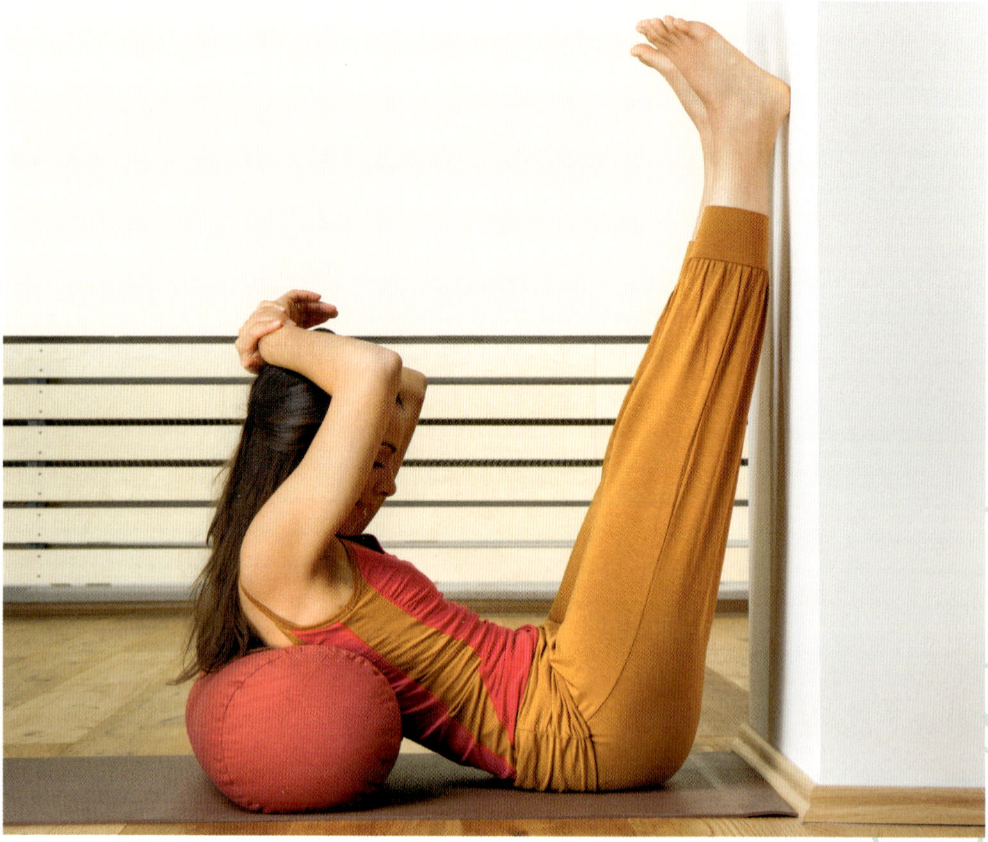

In der Sauna fläzen in Helsinki

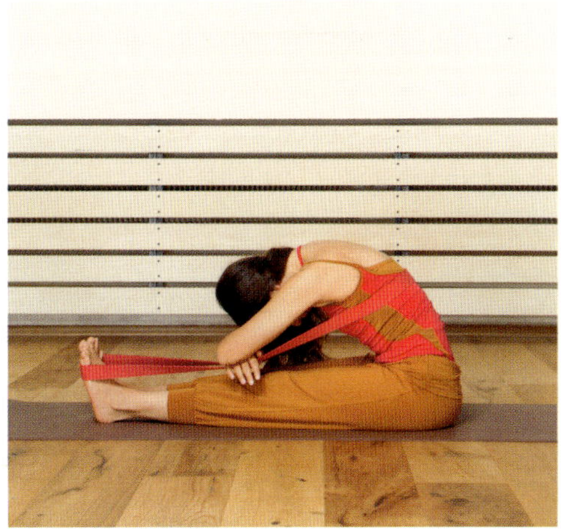

> Setzen Sie sich bequem auf Ihre Matte. Wickeln Sie Ihren Yogagurt um Ihre Füße und Ihren runden Rücken. Spannen Sie die Schlaufe unterhalb Ihrer Schulterblätter so, dass Sie das komplette Gewicht Ihrer Arme darauf ablegen können. Lassen Sie sich von Ihrem Gurt halten. Hängen Sie sich richtig aus.

> Entspannen Sie Ihre Rücken- und Ihre Beinmuskulatur. Genießen Sie nun 5 Minuten pures Abhängen.

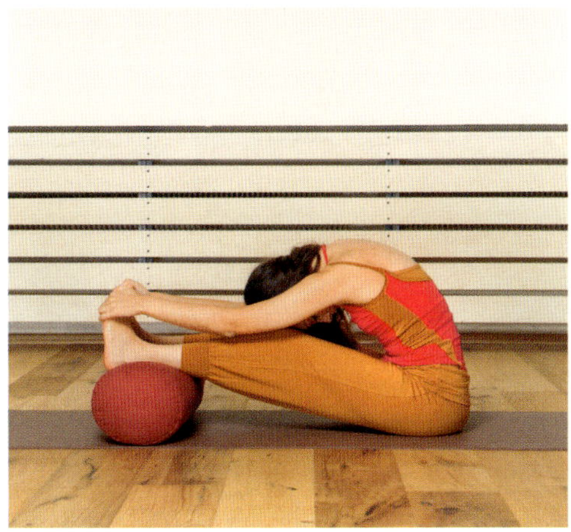

Alternativposition

> Üben Sie ohne Gurt, und legen Sie Ihre Unterschenkel und Ihre Füße auf Ihrem Kissen oder Bolster ab.

> Entspannen Sie Ihre Beine, winkeln Sie sie gern auch an.

> Greifen Sie Ihre Füße, und ziehen Sie sie zu sich. Alternativ können Sie Ihre Arme einfach auf Ihren Beinen ruhen lassen.

> Diese Abwandlung lässt sich ebenso wie die Ausgangsübung zu einem Yin-Yoga-Flow umwandeln.

So können Sie die Übung zu einem Yin-Yoga-Flow umwandeln:

> Lassen Sie Ihre Beine weiter nach außen fallen, und winkeln Sie sie etwas an.

> Drehen Sie Ihren Oberkörper leicht nach rechts oder nach links. So spüren Sie einen stärkeren Zug auf der gegenüberliegenden Seite im unteren Rückenbereich.

> Halten Sie die Position 3–5 Minuten lang.

Saft schlürfen in Barcelona

> *Knien Sie sich auf Ihre Matte. Stellen Sie dabei Ihre Zehen auf, und setzen Sie sich auf Ihre Fersen.*
> *Spannen Sie Ihren Yogagurt oder Ihre Strumpfhose um Ihre Schienbeine und Ihren Hinterkopf.*
> *Halten Sie Ihren Rücken entspannt aufrecht. Durch den Zug des Gurts verstärken Sie die Dehnung im Nackenbereich.*

Übrigens
Üben Sie auf jeden Fall ohne Gurt, wenn Sie starke Probleme im Halswirbelbereich haben. Im Zweifelsfall ist es immer besser, sich von einem Therapeuten beraten zu lassen.

So können Sie die Übung zu einem Yin-Yoga-Flow umwandeln:

> *Drehen Sie Ihr Kinn leicht nach rechts und nach links.*
> *Runden Sie Ihren Rücken.*

Alternativpositionen, um die Dehnung zu reduzieren

> *Unterlegen Sie Ihre Knie mit dem Bolster.*
> *Üben Sie ohne Gurt.*
> *Stützen Sie sich, wenn Sie mit Bolster oder Kissen üben, auf Ihren Händen ab.*

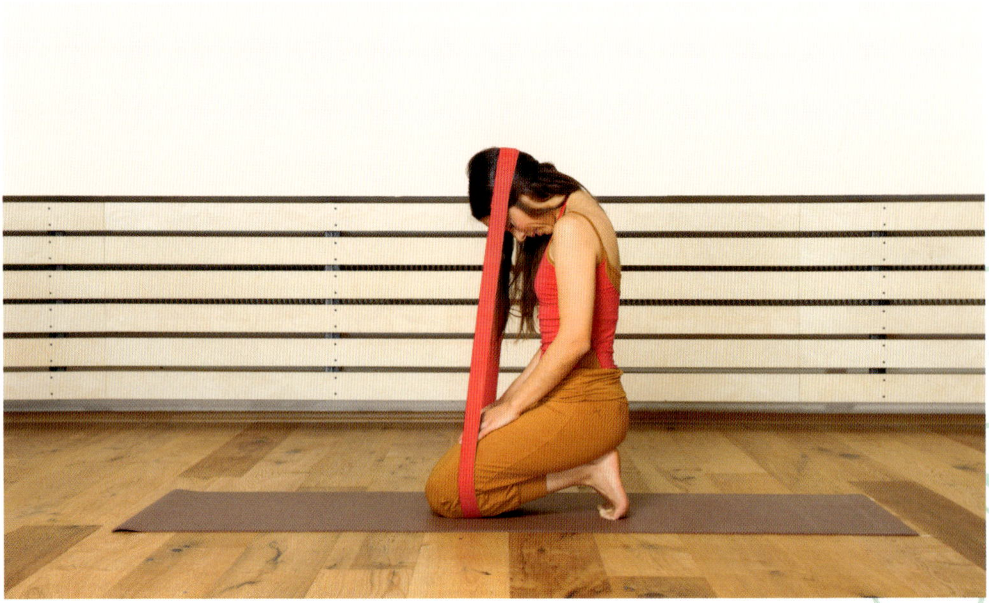

Energie tanken auf den Fidschi-Inseln

> *Schnappen Sie sich Ihr dickes Kissen oder Ihr Bolster. Legen Sie es zwischen Ihren Bauch und Ihren Brustkorb, Ihr Rücken ist dabei rund.*
> *Lehnen Sie sich bequem darüber. Ihre Zehen sind entweder aufgestellt oder flach am Boden abgelegt, Ihre Unterarme liegen entspannt vor Ihnen.*
> *Ihre Hände ziehen leicht am Kopf, der locker abgelegt ist.*

So können Sie die Übung zu einem Yin-Yoga-Flow umwandeln:

> *Wandern Sie mit Ihrem Oberkörper und mit Ihren Armen nach rechts, verweilen Sie hier. Dann nach links. Bewegen Sie sich immer im Schneckentempo.*
> *Halten Sie die Position 3–5 Minuten lang durch.*

Übrigens

Ja, das Dehnen der Fußsohlenfaszie ist wahrhaftig kein Zuckerschlecken. Oh je, ich weiß, wie sich das anfühlt. Aber glauben Sie mir, auch wenn die Füße gerade schreien, in Wahrheit sind Sie Ihnen eher dankbar, dass Sie sie so quälen. Denn durch das viele Sitzen schlafen sie ein, und außerdem ist ihnen ganz schön langweilig, den ganzen Tag in Ihren Schuhen. Sie lieben diese Aufmerksamkeit. Also halten Sie durch! Es wird mit jedem Mal besser, versprochen!

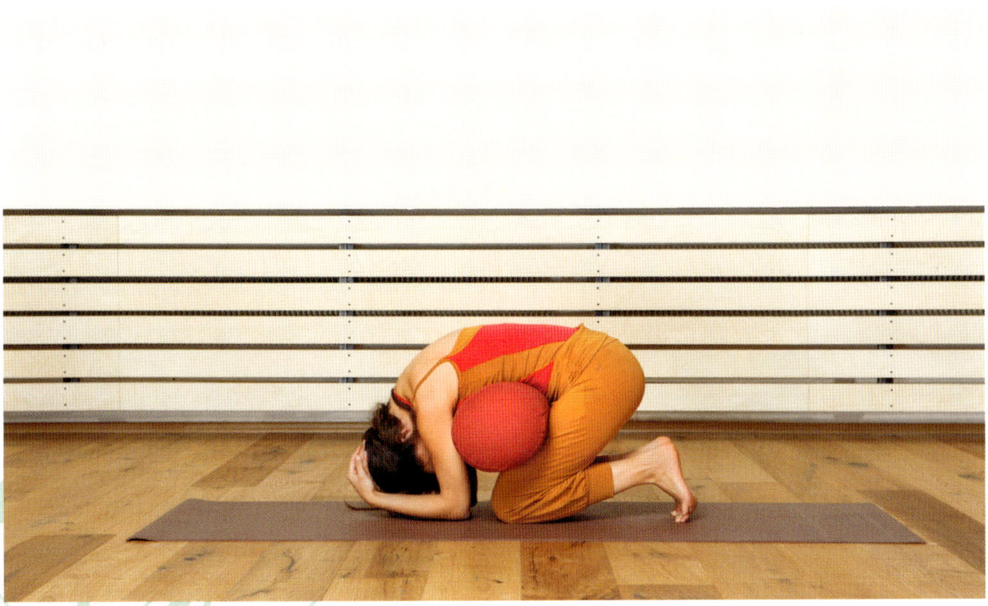

Den Wellen lauschen in Alexandria

> *Stützen Sie sich auf Ihren Unterarmen ab. Ihr rechtes Bein ist angewinkelt, sodass Ihr Schienbein am Boden aufliegt.*
> *Ihr linkes Bein ist gestreckt und mit dem Bolster längs unterlegt. So können Ihre Beinmuskeln entspannen. Die Zehen sind dabei aufgestellt.*
> *Runden Sie Ihren Rücken, und lassen Sie Ihren Kopf hängen, oder legen Sie Ihren Scheitel am Boden ab. Legen Sie Ihre Hände am Hinterkopf an.*
> *Sinken Sie in Ihren Schultern ein und entspannen Sie sie.*

So können Sie die Übung zu einem Yin-Yoga-Flow umwandeln:

> *Bewegen Sie Ihre Arme und Ihren Rücken nach rechts und nach links.*
> *Positionieren Sie Ihr linkes Bein mal weiter außen, mal weiter innen.*
> *Verschieben Sie Ihre Beckenhälften vor und zurück, als ob sie auf Schienen gleiten.*
> *Halten Sie die Position 3–5 Minuten lang, und wechseln Sie dann zur anderen Seite.*

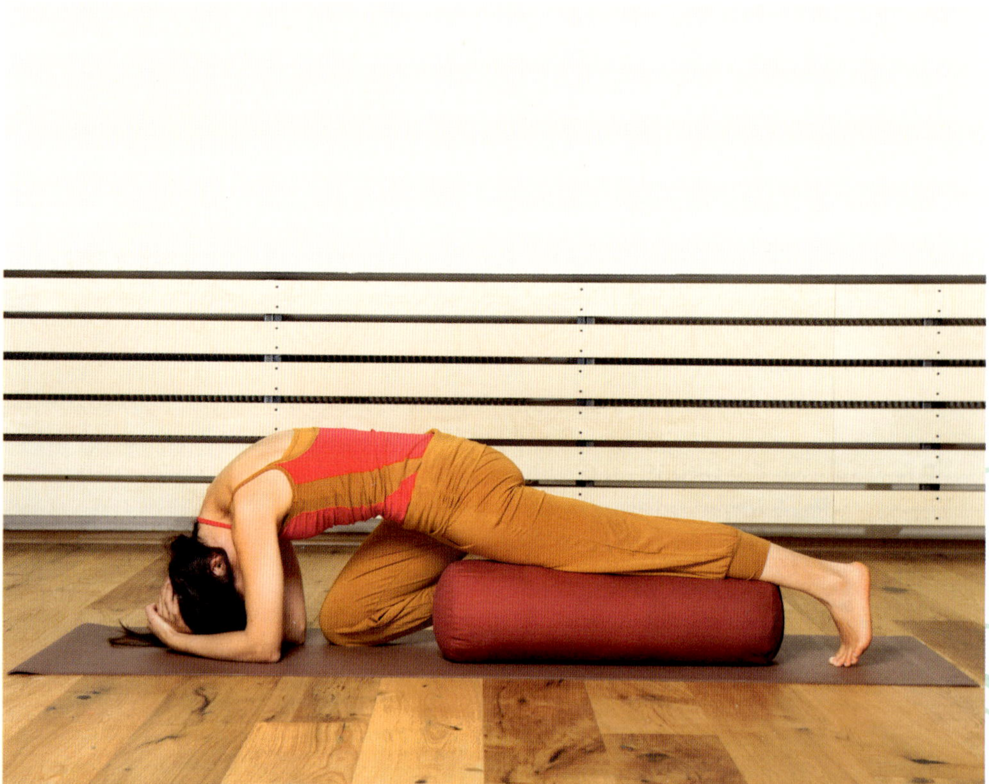

Relaxen in Addis Abeba

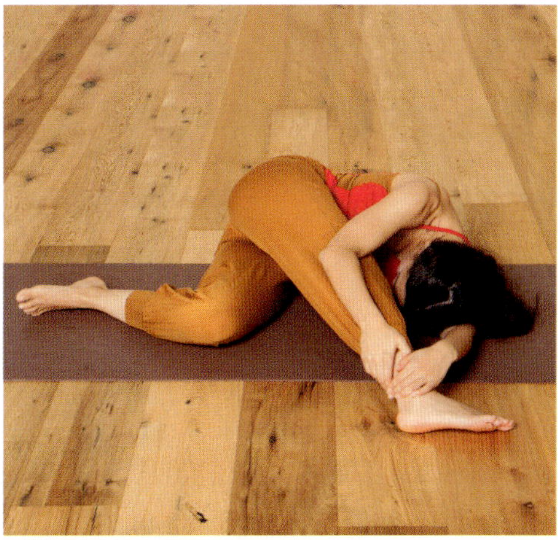

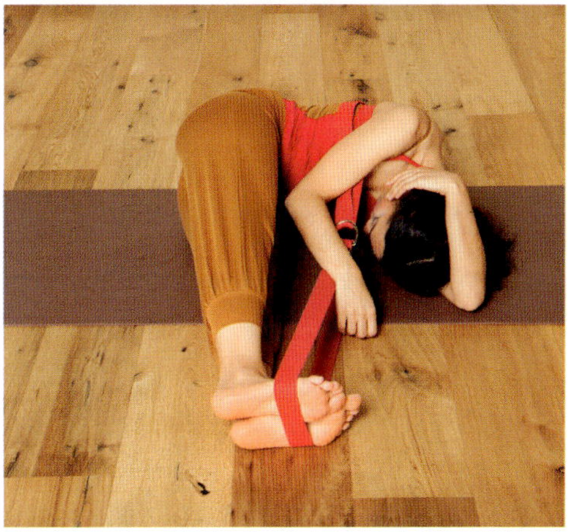

> *Legen Sie sich mit Ihrer linken Körperhälfte auf den Boden. Ihr linkes Bein ist entspannt angewinkelt.*
> *Ziehen Sie Ihr rechtes Bein nach links herüber, und greifen Sie es mit beiden Händen.*
> *Runden Sie Ihren Rücken, und bringen Sie Ihre Stirn näher zum rechten Bein. Ihr rechtes Bein ist dabei entweder gestreckt oder locker gebeugt.*
> *Dehnen Sie die Rückseite Ihres Körpers, vom Kopf bis zum Fuß.*

Alternativposition

> *Stellen Sie die Schlaufe Ihres Yogagurts so ein oder knoten Sie Ihre Strumpfhose so, dass Sie Ihren Körper darin einspannen können.*
> *Legen Sie Ihren Gurt unterhalb Ihrer Schulterblätter an und um Ihre geflexten Füße. Sie liegen auf Ihrer linken Körperhälfte, beide Beine sind nach links ausgestreckt. Ihr rechter Arm liegt locker auf dem Gurt, Ihr Kopf entspannt auf Ihrem linken Arm. Ihr Rücken ist gerundet.*

So können Sie die Übung zu einem Yin-Yoga-Flow umwandeln:

> *Spielen Sie mit der Streckung und der Beugung in beiden Beinen.*
> *Neigen Sie den Kopf mal mehr, mal weniger.*
> *Runden Sie außerdem Ihren Rücken mal mehr und mal weniger.*
> *Halten Sie die Position 3–5 Minuten lang, und wechseln Sie dann zur anderen Seite.*

Atemfreiheit für die Seitenlinie

Die folgenden Übungen stimulieren das Gewebe zwischen den Rippen. Da es sich mitdehnt, wenn wir atmen, unterstützen diese Übungen unsere Atmung, und das Atemvolumen wird größer. Denn je mehr Dehung, desto mehr Platz für Luft in der Lunge!

Sitzen am Strand von Santa Barbara

> *Setzen Sie sich in den Schneidersitz, und »verankern« Sie Ihre Sitzknochen dabei fest im Boden.*
> *Hängen Sie Ihren Oberkörper ganz entspannt nach rechts.*
> *Beugen Sie Ihren rechten Arm, und legen Sie ihn dabei ruhig entspannt am Boden oder auf Ihrem Kissen ab. Lassen Sie ihn schwer nach unten hängen. Ihre linke Hand liegt locker auf dem linken Knie.*

So können Sie die Übung zu einem Yin-Yoga-Flow umwandeln:

> *Verändern Sie die Positionen Ihrer Arme: Was verändert sich, wenn Sie mit verschiedenen Winkeln spielen?*
> *Bewegen Sie den Oberkörper nach vorn.*
> *Öffnen Sie Ihren Brustkorb etwas weiter, und lehnen Sie sich nach hinten.*
> *Halten Sie die Position 3–5 Minuten lang, und wechseln Sie dann zur anderen Seite.*

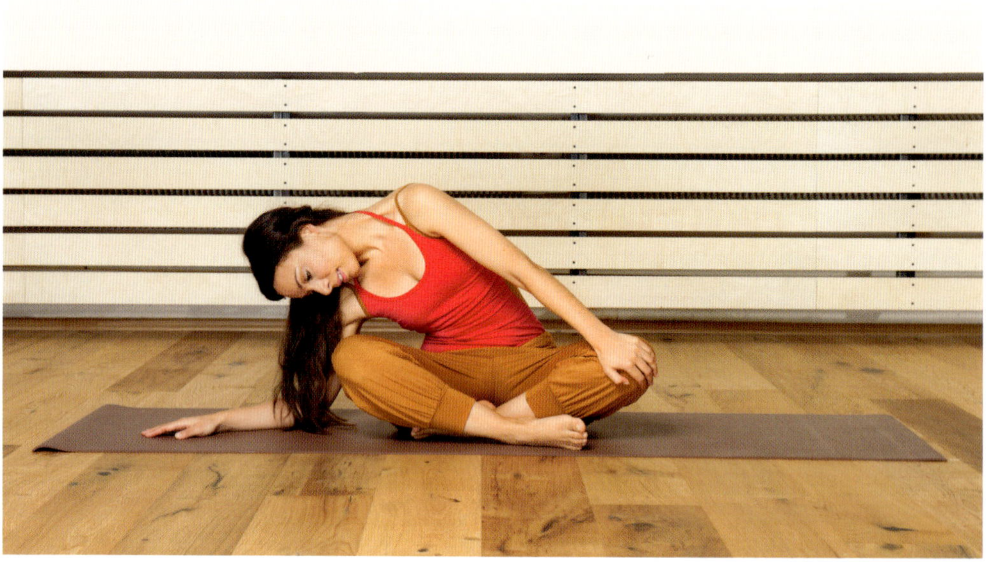

Hängen Sie ab, während die Gegenseite lang gedehnt wird. Mal werden wir uns nur auf die Seitenlinie im Oberkörper konzentrieren, mal werden wir die komplette Seitenbahn miteinbeziehen. Abhängen für die Atemfreiheit und für unsere Rippen und Flanken!

An der Bar in Montreal

> *Setzen Sie sich in eine halbe Grätsche; dabei ist Ihr rechtes Bein gebeugt, Ihr linkes ausgestreckt. Dabei liegt Ihre linke Fußinnenkante am Boden auf.*

> *Stützen Sie sich entspannt mit Ihrem rechten Unterarm am Boden ab. Lehnen Sie Ihren Oberkörper weit nach rechts.*

> *Legen Sie Ihren linken gebeugten Arm auf Ihrem linken Ohr ab. Lassen Sie Ihren Kopf vollkommen locker hängen.*

So können Sie die Übung zu einem Yin-Yoga-Flow umwandeln:

> *Verändern Sie mal die recht und mal die linke Armposition.*

> *Stützen Sie sich auf dem rechten Arm ab.*

> *Spielen Sie mit dem Oberkörper, indem Sie ihn mal ein-, mal auswärts drehen.*

> *Legen Sie sich flach seitlich ab.*

> *Halten Sie die Position 3–5 Minuten lang, und wechseln Sie dann zur anderen Seite.*

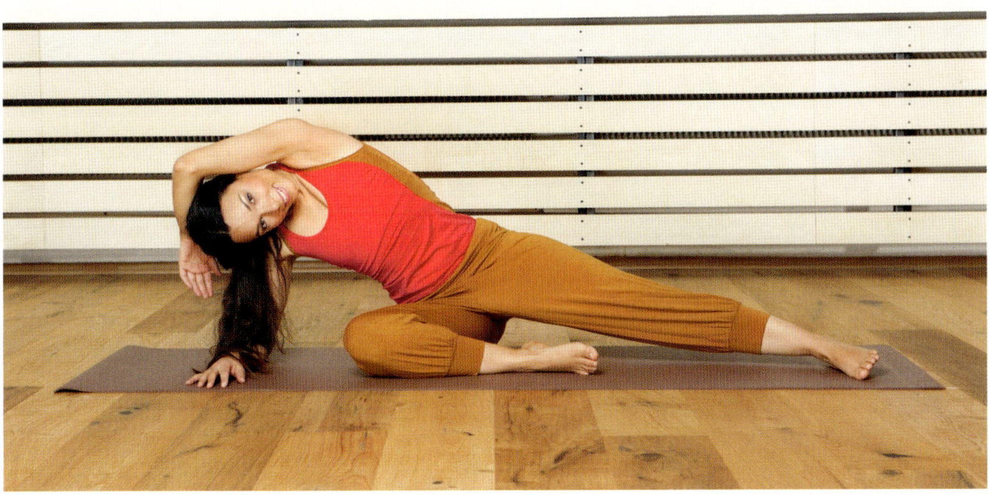

Schlummern in Brüssel

> Setzen Sie sich auf Ihre Fersen. Ihre Zehen sind entweder aufgestellt, wenn Sie noch mal in die genüssliche Dehnung Ihrer Fußsohlenfaszie kommen wollen – oder lassen Sie sie einfach flach abgelegt.
> Legen Sie Ihren Bauch auf Ihre Oberschenkel, und entspannen Sie Ihren Kopf. Legen Sie ruhig Ihre Stirn auf die Matte.
> Neigen Sie nun Ihren Oberkörper nach links, Ihre Arme wandern mit. Ihre rechte Beckenhälfte sinkt mehr zur rechten Ferse, Ihre Hüfte wird auf der rechten Seite schwerer. So entsteht der Zug auf der rechten faszialen Seitenlinie.

So können Sie die Übung zu einem Yin-Yoga-Flow umwandeln:

> Neigen Sie den Oberkörper weiter nach links.
> Bewegen Sie Ihre Arme weiter nach links.
> Lassen Sie Ihre Hüfte weiter nach rechts zum Boden sinken.

Entspannen in Warschau

> Winkeln Sie Ihr linkes Bein an, Ihr rechtes Bein ist nach hinten entspannt ausgestreckt. Legen Sie nun Ihren Bauch und Ihren Brustkorb auf Ihrem linken Oberschenkel ab.
> Neigen Sie Ihren Oberkörper nach links. Ihre Arme liegen ebenfalls auf der linken Seite. Ihr Kopf ist völlig entspannt. Lassen Sie Ihren Oberkörper schwer auf Ihrem Oberschenkel ruhen.

So können Sie die Übung zu einem Yin-Yoga-Flow umwandeln:

> Neigen Sie Ihren Oberkörper weiter nach links.
> Ihr linkes angewinkeltes Bein weiter nach links außen fallen lassen.
> Lassen Sie Ihre rechte Beckenhälfte weiter zum Boden sinken.
> Halten Sie die Position 3–5 Minuten lang, und wechseln Sie anschließend zur anderen Seite.

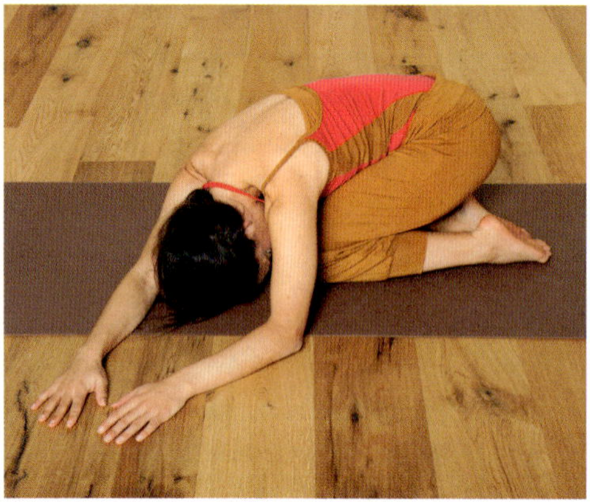

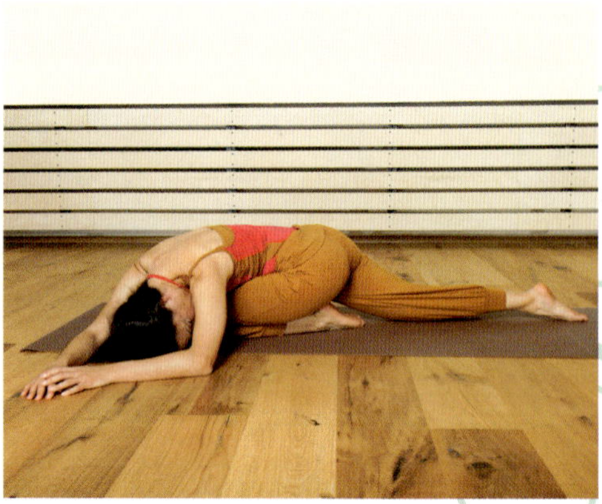

Meine Hängematte in Kuala Lumpur

> *Setzen Sie sich in eine halbe Grätsche. Ihr linkes Bein ist zur Seite ausgestreckt, Ihr rechtes Bein ist gebeugt, dabei liegt Ihr rechtes Knie entspannt am Boden auf.*
> *Spannen Sie Ihren Yogagurt oder Ihre Strumpfhose um Ihren linken Fuß und um Ihren runden Rücken. Spannen Sie Ihren Gurt so straff, dass Sie Ihren Oberkörper und Ihre Arme darauf ablegen können.*
> *Ihr Oberkörper hängt ohne Muskelanspannung zur linken Seite.*

So können Sie die Übung zu einem Yin-Yoga-Flow umwandeln:

> *Öffnen Sie Ihren Brustkorb etwas nach rechts.*
> *Drehen Sie Ihren Oberkörper weiter einwärts zum linken Bein.*
> *Lassen Sie den rechten Arm locker nach rechts unten aushängen.*
> *Halten Sie die Position 3–5 Minuten lang, und wechseln Sie dann zur anderen Seite.*

Übrigens

Können Sie Ihr rechtes Knie mit einer Decke unterlegen, falls es nicht entspannt am Boden aufliegt. Wundern Sie sich bei dieser Übung nicht, wenn Sie eine Dehnung in Ihrer linken Beinrückseite und oder auch in Ihrer linken Oberschenkelinnenseite spüren. Denn diese Position zählt zu den Hüftöffnern. Achten Sie darauf, dass Sie die Muskelpartien hier loslassen, so können Sie wunderbar auch hier auf Art und Weise des Yins den Bereich dehnen.

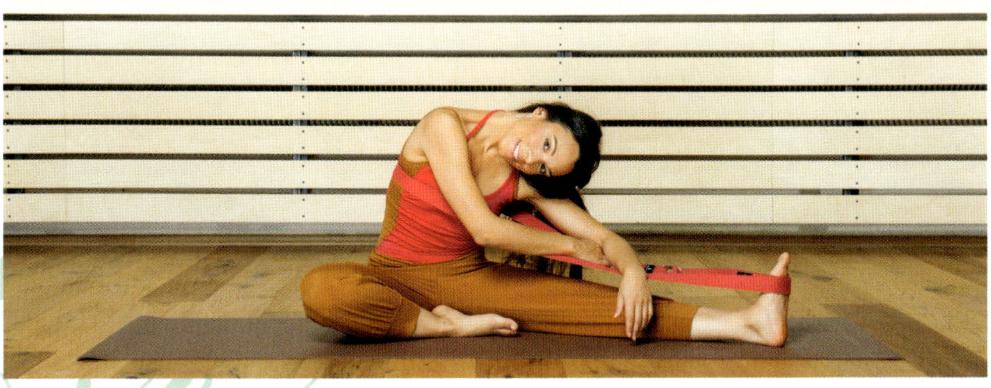

Dem Regen zusehen in Dublin

> Legen Sie Ihr Bolster oder Ihr Kissen quer auf Ihre Matte.
> Legen Sie sich mit Ihrer rechten Oberkörperhälfte darauf ab.
> Lehnen Sie Ihren Brustkorb darüber.
> Winkeln Sie das rechte Bein an, und strecken Sie das linke aus.
> Ihr linker Arm ist entspannt über Ihren Kopf gestreckt. Ihr rechter Arm ist gebeugt, und die rechte Hand liegt von oben auf Ihrem linken Arm.
> Lehnen Sie sich mit Ihrem kompletten Gewicht nach rechts über das Kissen.
> Um eine Muskelanspannung in Ihrem linken Bein zu vermeiden, legen Sie einfach Ihren rechten Fuß als Stütze unter Ihr linkes Bein, oder verwenden Sie eine zusammengerollte Decke.

So können Sie die Übung zu einem Yin-Yoga-Flow umwandeln:

> Winkeln Sie das linke Bein an.
> Strecken Sie das rechte Bein aus, und überkreuzen Sie entspannt die Beine.
> Drehen Sie Ihren Brustkorb nach links.
> Drehen Sie Ihren Brustkorb außerdem etwas weiter einwärts.
> Halten Sie die Position 3–5 Minuten lang, und wechseln Sie dann zur anderen Seite.

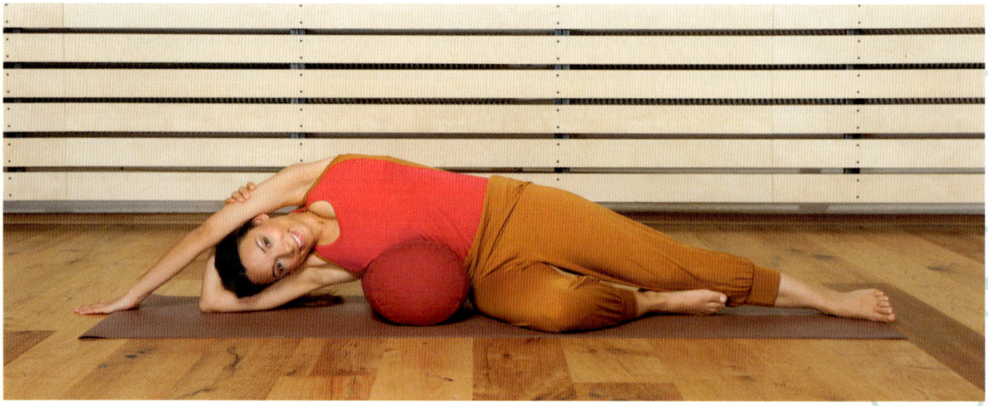

Selig lächeln in Amsterdam

- *Stellen Sie Ihre Beine auf. Heben Sie Ihr Becken nach oben an, schieben Sie Ihr Kissen oder Ihr Bolster nur unter Ihre linke Beckenhälfte; Ihre rechte hängt in der Luft.*
- *Legen Sie nun Ihr rechtes Fußgelenk entspannt auf dem linken Oberschenkel ab.*
- *Neigen Sie Ihren Oberkörper nach links. Ihre Arme befinden sich über Ihrem Kopf und liegen entspannt am Boden auf.*
- *Lassen Sie Ihre rechte Beckenhälfte Richtung Boden sinken. Geben Sie das Gewicht Ihrer rechten Hüfte nach unten ab.*

So können Sie die Übung zu einem Yin-Yoga-Flow umwandeln:

- *Spielen Sie mit dem Gewicht Ihrer Hüfte auf der rechten Seite.*
- *Neigen Sie Ihren Oberkörper etwas mehr nach links.*
- *Halten Sie die Position 3–5 Minuten lang, und wechseln Sie anschließend zur anderen Seite.*

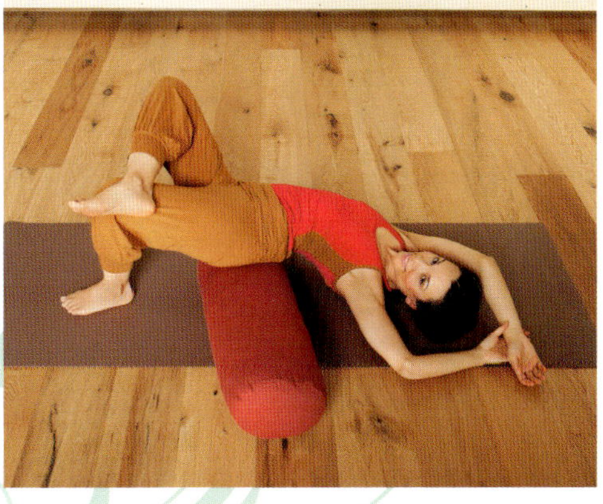

Sich räkeln in Tokio

- *Legen Sie sich auf Ihren Rücken; Ihr linkes Bein ist gebeugt, dabei zeigt Ihr linker Unterschenkel nach rechts. Das rechte Bein ist nach links ausgestreckt.*
- *Ihr Oberkörper ist nach links geneigt. Die Arme befinden sich über Ihrem Kopf am Boden, dabei greift die linke Hand den rechten Arm. Ihr Becken liegt komplett am Boden auf.*
- *Genießen Sie die sinnvollste Fläzübung der Welt, egal ob im Bett oder am Strand.*

So können Sie die Übung zu einem Yin-Yoga-Flow umwandeln:

- *Strecken Sie das linke Bein aus. Überkreuzen Sie Ihre Beine, sodass das rechte Bein oben liegt. Neigen Sie Ihren Oberkörper mal mehr, mal weniger.*
- *Bewegen Sie Ihre Arme, verstärken Sie das Ziehen, aber ohne Muskelaufwand.*
- *Halten Sie die Position 3–5 Minuten lang, und wechseln Sie dann zur anderen Seite.*

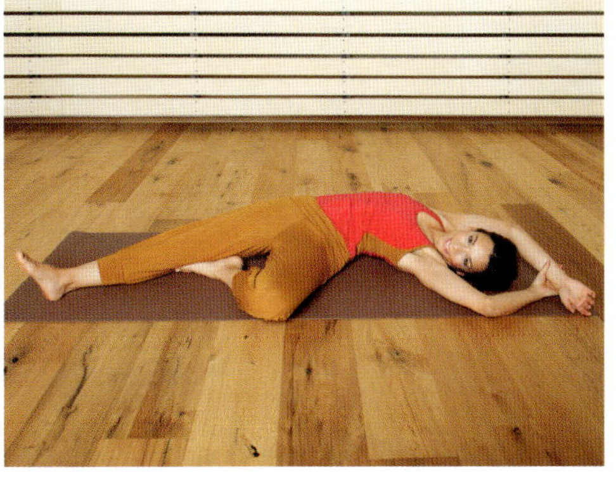

Abgedreht in der Spirallinie

Die Spirallinie, das klingt schon so verdreht, da bekommen Sie gleich Lust, sich um eine Stange zu wickeln, stimmt's? Aber das brauchen Sie gar nicht, denn hier kommen die Übungen, mit denen Sie sich sozusagen selbst um den Finger, pardon, den Körper wickeln können.

Mehr Meer in Miami

> *Legen Sie sich Ihr Bolster oder Ihr Kissen auf der linken Seite zurecht. Strecken Sie Ihr rechtes Bein entspannt nach vorne aus, und winkeln Sie Ihr linkes Bein an.*

> *Drehen Sie Ihren Oberkörper nach links. Stützen Sie sich mit Ihren Unterarmen entspannt auf Ihrem Bolster ab. Hängen Sie Ihren Rücken gerundet aus.*

So können Sie die Übung zu einem Yin-Yoga-Flow umwandeln:

> *Legen Sie Ihre Stirn auf Ihr Kissen.*

> *Strecken Sie auch das linke Bein entspannt nach vorne aus.*

> *Bewegen Sie Ihren Oberkörper.*

> *Halten Sie die Position 3–5 Minuten lang, und wechseln Sie dann zur anderen Seite.*

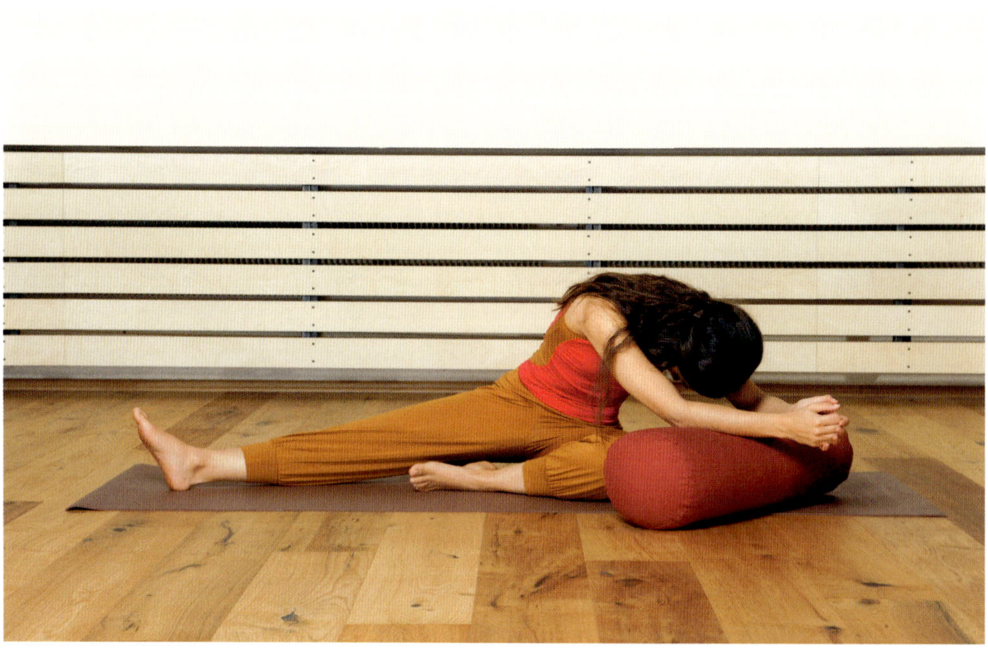

Mit dieser Art der Weiterentwicklung haben Sie nicht gerechnet? Das macht nichts. Wenn Sie offen bleiben für Überraschungen, läuft alles im Leben leichter. Denn was verdreht ist, muss noch lange nicht verwickelt sein. Drehen Sie sich also getrost um die eigene Achse!

Im Bistro in Paris

> *Winkeln Sie das linke Bein vor Ihrem Körper an, legen Sie Ihr rechtes hinter sich ab.*
> *Drehen Sie Ihren Oberkörper nach links, stützen Sie sich mit den Unterarmen ab.*
> *Heben Sie Ihren Brustkorb an, und weiten Sie ihn entspannt nach oben. Spüren Sie die Spiralzuglinie rechts, über dem Bauch zum Brustkorb.*

So können Sie die Übung zu einem Yin-Yoga-Flow umwandeln:

> *Drehen Sie Ihren Oberkörper noch weiter nach rechts auf.*
> *Strecken Sie Ihr rechtes Bein weiter aus.*
> *Schieben Sie Ihr Bolster weg.*
> *Halten Sie die Position 3–5 Minuten lang, und wechseln Sie dann zur anderen Seite.*

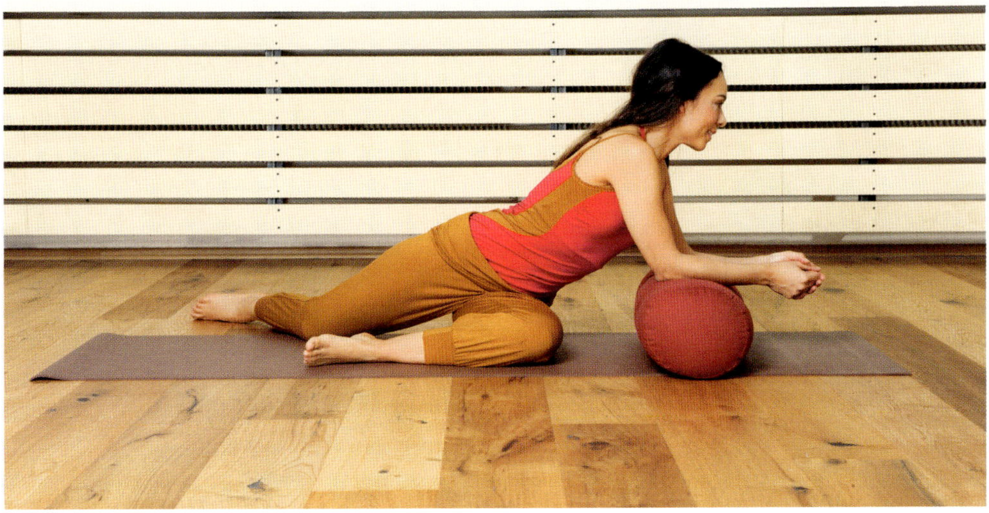

Die Augen schließen in Oslo

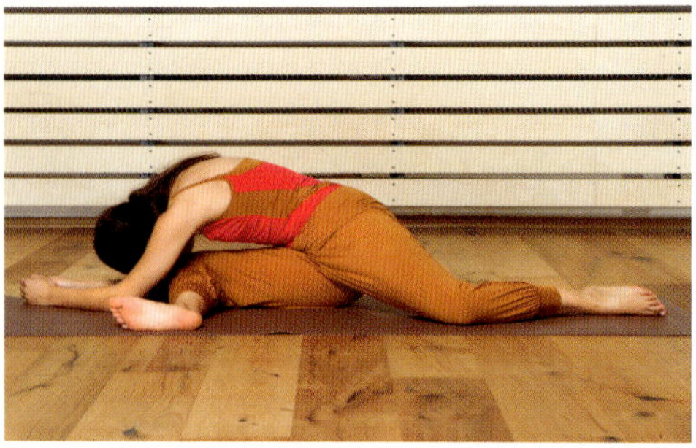

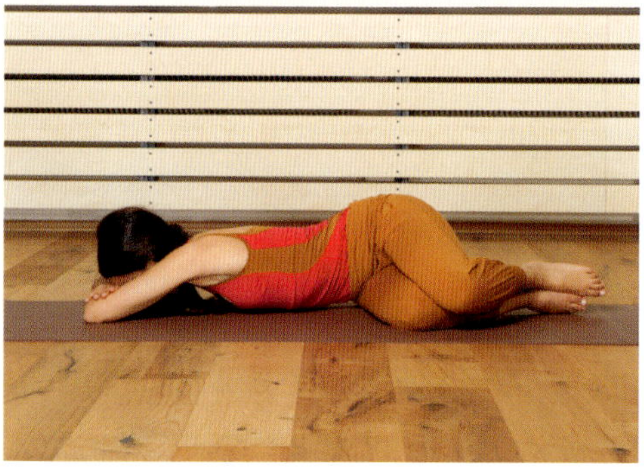

> Winkeln Sie Ihr rechtes Bein vor Ihrem Körper zu einem 90-Grad-Winkel an. Strecken Sie das linke Bein entweder gerade nach hinten aus, sodass Ihr linkes Bein dabei nach innen rotiert, oder lassen Sie es leicht gebeugt und die Hüfte etwas geöffnet.

> Drehen Sie den Oberkörper zum rechten Bein. Stützen Sie sich auf Ihren Unterarmen ab. Hängen Sie den Oberkörper mit rundem Rücken aus. Entspannen Sie Ihren Kopf.

Alternativposition

> Winkeln Sie beide Beine gleichmäßig an. Ihre Beine liegen übereinander. Ihre Knie zeigen dabei nach rechts.

> Drehen Sie Ihren Oberkörper zum Boden, und legen Sie ihn auf dem Boden ab. Bilden Sie mit den Unterarmen ein Kissen, und legen Sie Ihre Stirn darauf ab.

So können Sie die Übung zu einem Yin-Yoga-Flow umwandeln:

> Stützen Sie sich mit Ihren Händen ab.

> Richten Sie Ihren Oberkörper auf.

> Winkeln Sie Ihr rechtes Knie weiter ab.

> Drehen Sie Ihren Oberkörper.

> Halten Sie die Position 3–5 Minuten lang, und wechseln Sie dann zur anderen Seite.

Liegen in La Paz

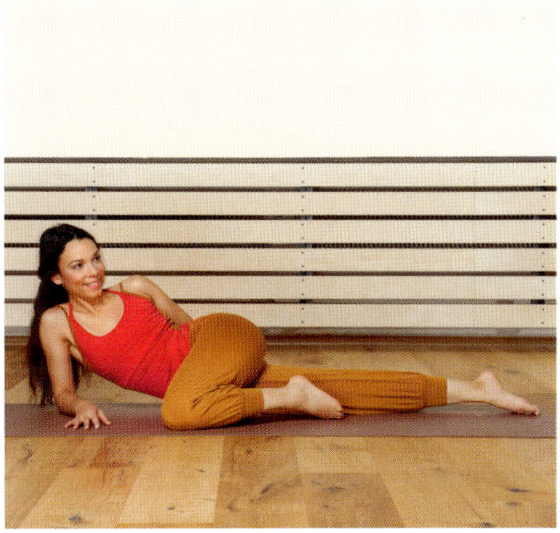

- *Legen Sie sich auf Ihren Bauch. Winkeln Sie das linke Bein seitlich an und lassen Sie Ihr rechtes Bein entspannt am Boden ausgestreckt. Ihre Zehen sind entweder aufgestellt oder flach abgelegt.*
- *Stützen Sie sich auf Ihrem rechten Unterarm ab. Drehen Sie den Oberkörper nach links auf.*
- *Lassen Sie Ihren linken Arm locker hinter Ihrem Rücken hängen, und verlagern Sie Ihr Gewicht auf Ihre linke Seite.*

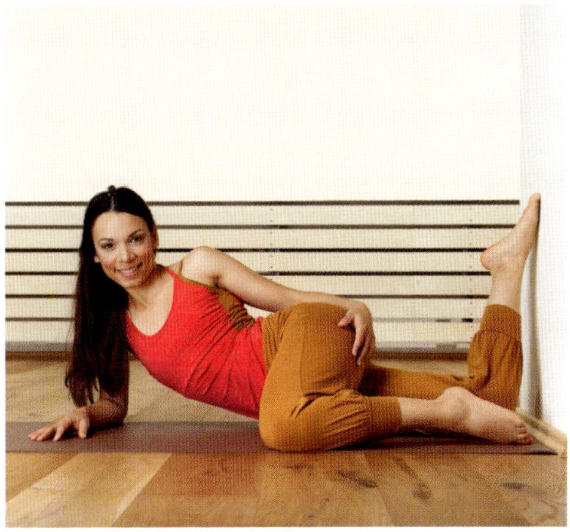

Alternativposition

- *Winkeln Sie Ihr rechtes Bein an, und legen Sie außerdem Ihren rechten Fußspann an der Wand ab.*
- *Stützen Sie sich auf Ihrem rechten Unterarm ab, und lassen Sie Ihr linkes Bein angewinkelt. Ihre Hüfte sinkt nach links.*

So können Sie die Übung zu einem Yin-Yoga-Flow umwandeln:

- *Rotieren Sie Ihren Oberkörper nach innen.*
- *Strecken Sie Ihren rechten Arm am Boden aus, und legen Sie sich seitlich auf ihm ab.*
- *Ziehen Sie Ihren linken Oberschenkel mehr zu sich.*
- *Halten Sie die Position 3–5 Minuten lang, und wechseln Sie dann zur anderen Seite.*

Gemütlich mampfen in Malmö

> Sie sitzen auf den Fersen und sind wie eine Schnecke eingerollt. Öffnen Sie Ihren Brustkorb zur linken Seite, und fädeln Sie Ihren rechten Arm nach links durch. Ihr linker Arm liegt entspannt auf Ihrem linken Ohr.
> Lassen Sie Ihre Hüfte auf der rechten Seite etwas mehr nach rechts sinken.
> Ihr Kopf ruht entweder auf Ihrem rechten Ohr oder Ihrer rechten Schläfe. Die Kopfposition verändert das Gefühl im Nacken.

So können Sie die Übung zu einem Yin-Yoga-Flow umwandeln:

> Lassen Sie Ihr Körpergewicht mehr nach rechts fallen.
> Öffnen Sie sich im Brustkorb weiter nach links.
> Bewegen Sie außerdem Ihren linken Arm mehr nach rechts.
> Halten Sie die Position 3–5 Minuten lang, und wechseln Sie dann zur anderen Seite.

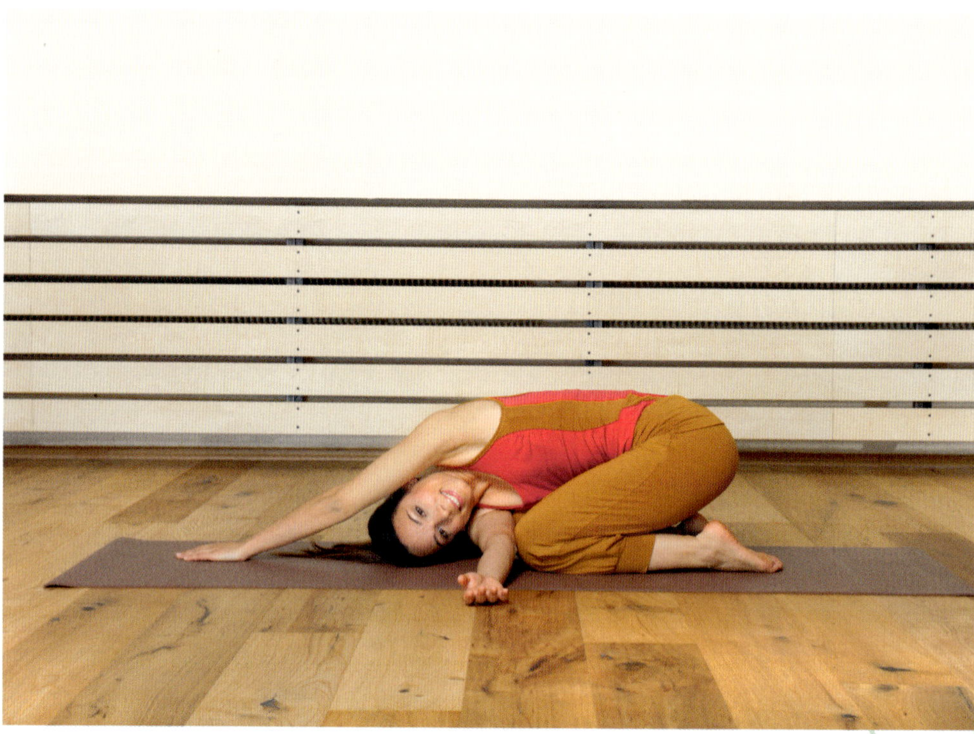

Teechen trinken in Canterbury

> *Begeben Sie sich in die Nähe einer Wand oder Ihrer Couch. Winkeln Sie Ihr rechtes Bein an, und setzen Sie sich auf Ihre rechte Ferse. Strecken Sie Ihr linkes Bein nach hinten aus, und legen Sie ihr linkes Knie ab.*
> *Drehen Sie sich mit dem Oberkörper zur Wand oder zur Couch auf. Heben Sie Ihren linken Arm nach oben an, und legen Sie ihn an der Wand/Couch ab.*
> *Lassen Sie Ihren rechten Arm locker an der Seite hängen.*
> *Schieben Sie Ihren Brustkorb zur Wand/Couch.*
> *Lassen Sie das gesamte Gewicht Ihres Brustkorbs zur Wand/Couch sinken, und senken Sie gleichzeitig Ihre linke Beckenhälfte zum Boden ab.*

So können Sie die Übung zu einem Yin-Yoga-Flow umwandeln:

> *Winkeln Sie Ihr rechtes Bein weniger ab, indem Sie Ihren rechten Unterschenkel weiter nach vorne schieben.*
> *Setzen Sie sich komplett auf Ihrer rechten Pohälfte ab.*
> *Winkeln Sie das linke Bein an, indem Sie das linke Knie nach links außen ziehen.*
> *Halten Sie die Position 3–5 Minuten lang, und wechseln Sie dann zur anderen Seite.*

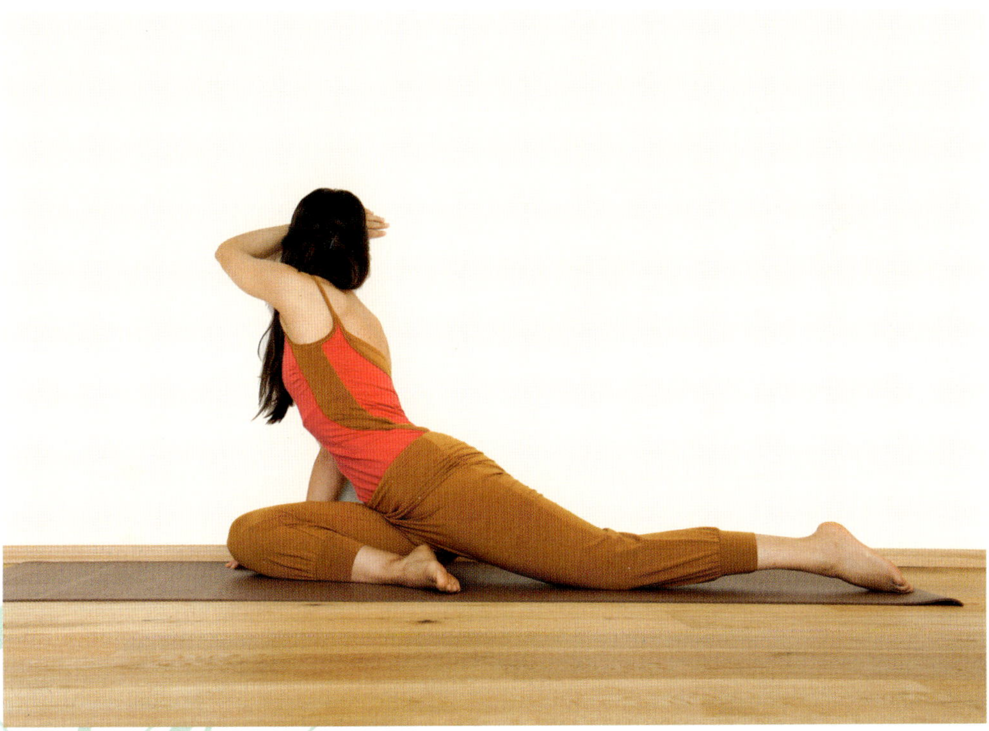

Faulpelzen in Moskau

> Legen Sie sich auf den Rücken, und strecken Sie Ihre Beine an der Wand entlang nach oben aus.
> Lassen Sie nun Ihre Beine entspannt nach außen fallen.
> Legen Sie Ihren linken Arm nach hinten über Kopf am Boden ab.
> Drehen Sie Ihren Oberkörper nach links ein, sodass sich Ihr Rücken und Ihr Becken komplett vom Boden abheben.
> Bringen Sie Ihren rechten Arm auf die linke Seite. Wenn Sie das Gefühl haben, dass Sie zu viel Kraft im Rücken aufwenden und sich die Beinmuskeln verkrampfen, stützen Sie ihn mit dem Bolster von hinten.

So können Sie die Übung zu einem Yin-Yoga-Flow umwandeln:

> Lassen Sie die Beine weiter auseinanderfallen.
> Strecken Sie die Beine etwas mehr aus.
> Drehen Sie Ihren Brustkorb weiter einwärts nach links, sodass Ihr Brustbein zum Boden zieht.
> Öffnen Sie Ihren Brustkorb weiter zu Decke.
> Halten Sie die Position 3–5 Minuten lang, und wechseln Sie dann zur anderen Seite.

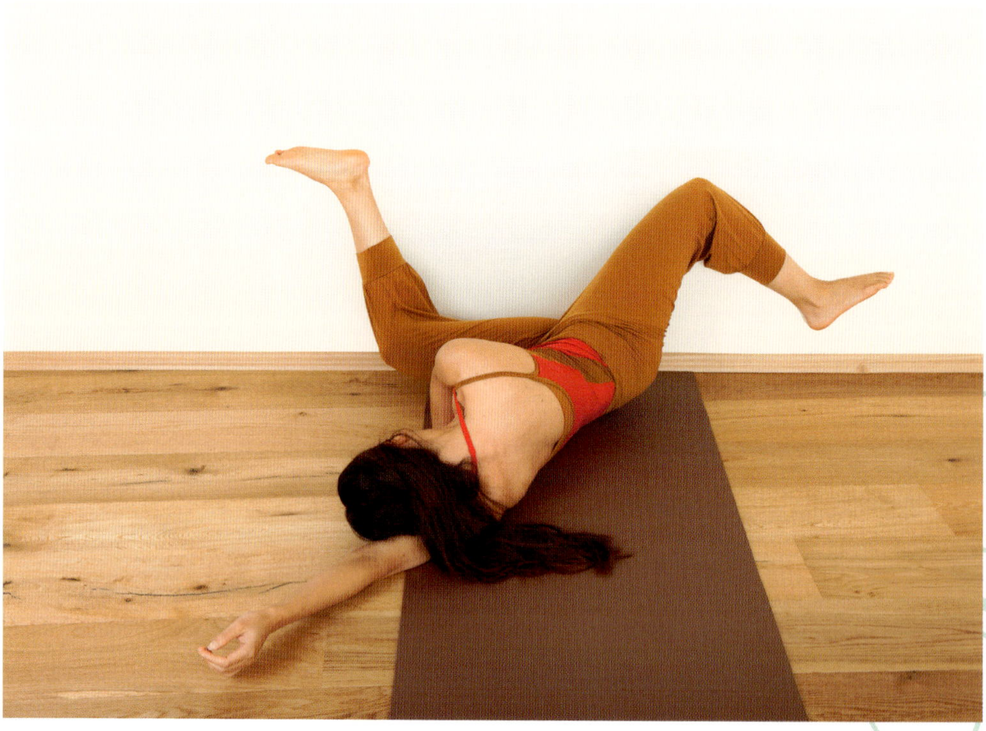

Meine Aussichtsbank in Salzburg

> *Legen Sie sich auf den Rücken, und winkeln Sie die Beine entspannt an.*
> *Heben Sie Ihre linke Pohälfte vom Boden, ziehen Sie das linke Bein nach rechts.*
> *Legen Sie Ihren rechten Arm quer über Ihren Brustkorb, sodass er nach links zeigt.*
> *Winkeln Sie Ihren linken Arm an, und legen Sie nun Ihren rechten Arm in Ihren linken angewinkelten Arm. Lassen Sie Ihren rechten Arm in den linken hineinsinken und schwer werden.*
> *Ihre linke Handfläche greift, wenn es für Sie machbar ist, Ihre rechte Schulter von oben. Die linke Hand zieht an der rechten Schulter. Ihr Kopf ist nach links gedreht.*
> *Wenn Sie Ihre Schulter nicht greifen können, legen Sie einfach Ihre Hand dort ab, wo es für Sie am bequemsten und angenehmsten ist.*

So können Sie die Übung zu einem Yin-Yoga-Flow umwandeln:

> *Drehen Sie den Oberkörper mehr nach links.*
> *Ziehen Sie Ihre Beine wie eine Schere weiter auseinander.*
> *Drehen Sie Ihren Kopf nach rechts.*
> *Halten Sie die Position 2–3 Minuten lang, und wechseln Sie dann zur anderen Seite.*

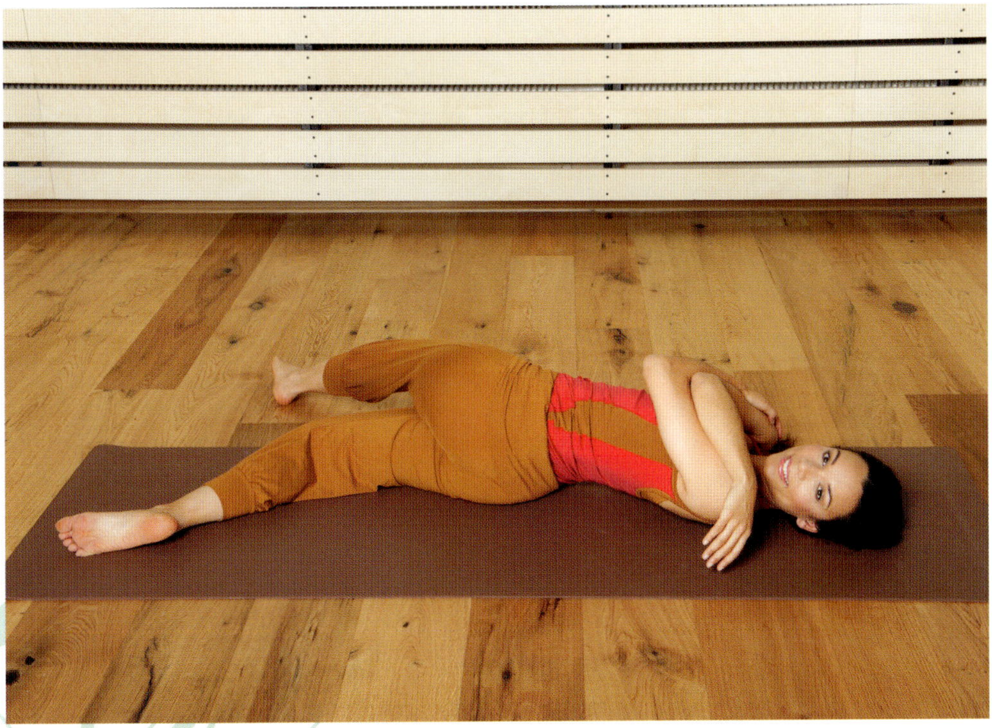

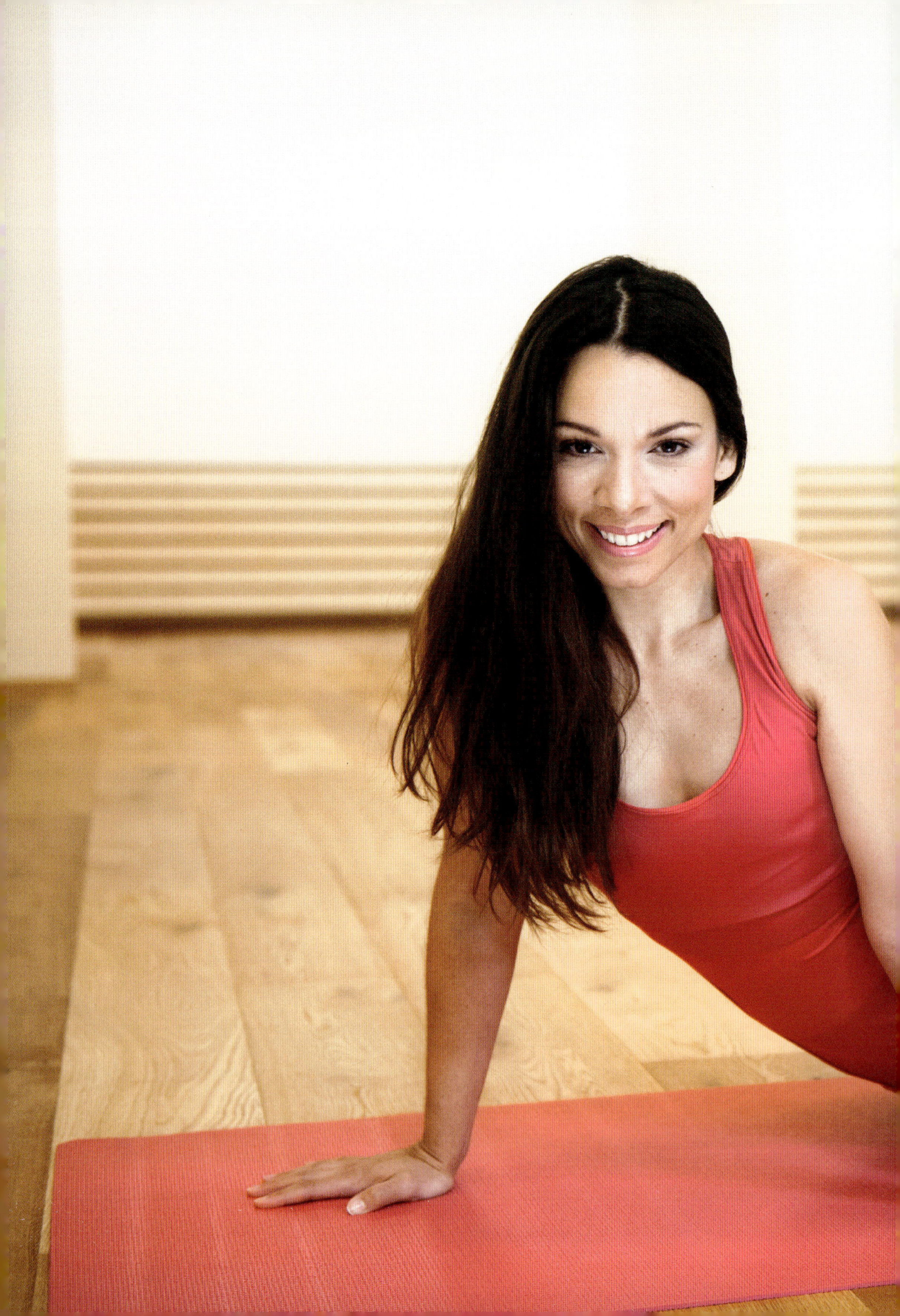

Übungs-
programme

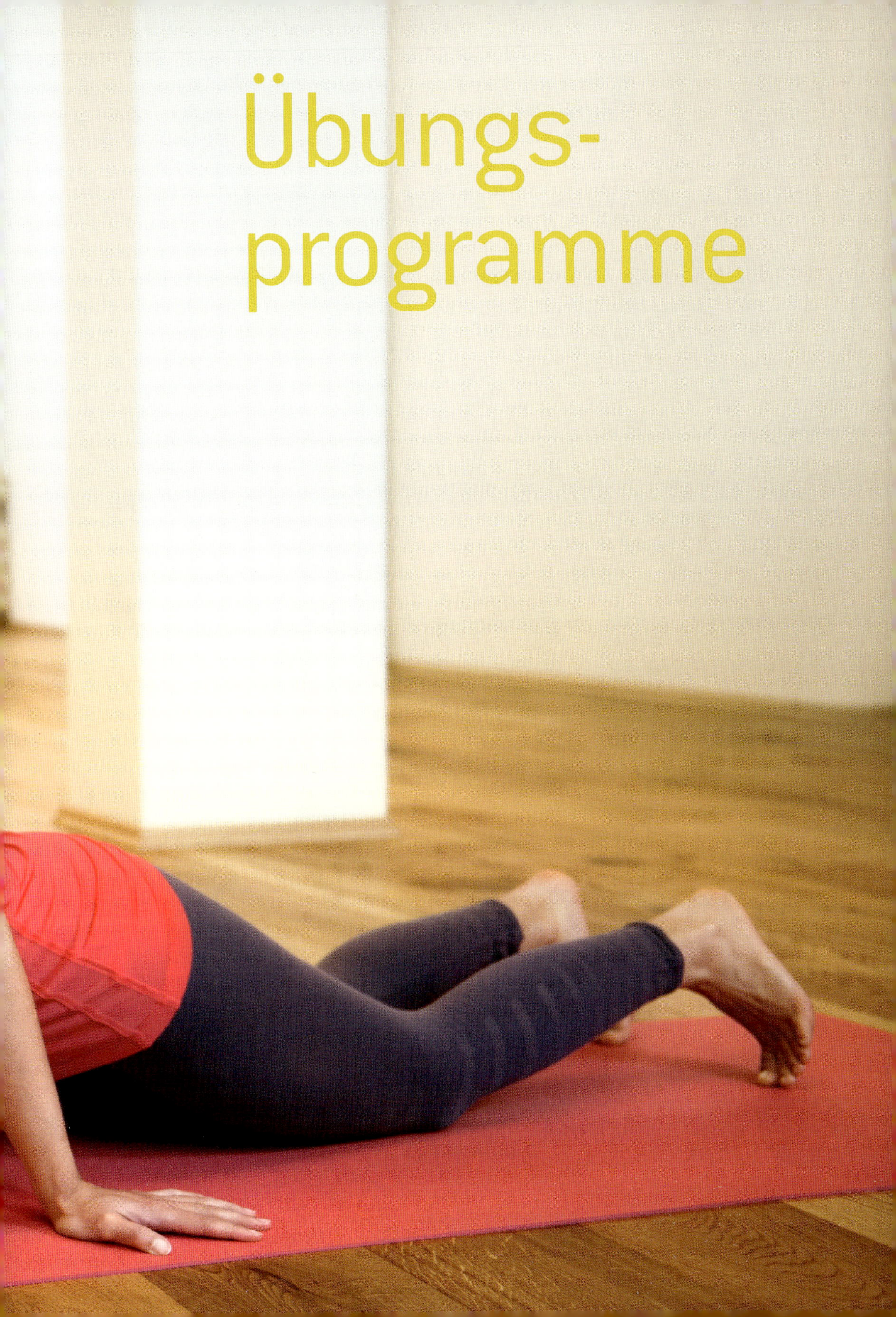

Übungsprogramme

Herzlich willkommen zu den »Reiseprogrammen«! In den vorgestellten Programmen lade ich Sie dazu ein, verschiedene Übungen aus den vorangegangenen Kapiteln in Kombination zu erleben. Allerdings dienen Sie nur zur Anregung. Sie dürfen natürlich selber kreativ werden. Wenn Sie Ihre Kreativität ausleben möchten, sollten Sie einfach nur folgende Punkte beim Zusammenstellen beachten:

- Die zwei Übungen aus der Einleitung gehen immer und überall.
- Bevor Sie mit den Flows aus der Bahnreise beginnen, machen Sie gerne Warm-Up 1 oder Warm-Up 2 auf Seite 20 und 21 vorweg.
- Bevor Sie die Feder- und Schwungübungen machen, sollte Ihr Körper immer schon etwas aufgewärmt sein, z.B. mit den im entsprechenden Kapitel vorgestellten Aufwärmübungen oder mit ein paar Flows aus dem Kapitel »Bahnreise«.
- Yin Yoga kann sowohl im kalten, als auch im warmen Zustand geübt werden. Entscheiden Sie einfach selbst, ob Sie zu Beginn Ihres Programms oder zum Schluss ein paar Yin-Yogaübungen einbauen möchten. Vielleicht haben Sie aber auch nach einem anstrengenden Tag Lust, nur lang gehaltene Übungen zu machen. Also vollkommen ins Yin zu schmelzen.

Jedes Kapitel steht für sich, daher spüren Sie selbst in Ihren Körper hinein, was er gerade braucht.

Wie Sie sehen, können Sie nach Herzenslust variieren und nun wünsche ich Ihnen viel Spaß bei Ihrer Weiterreise!

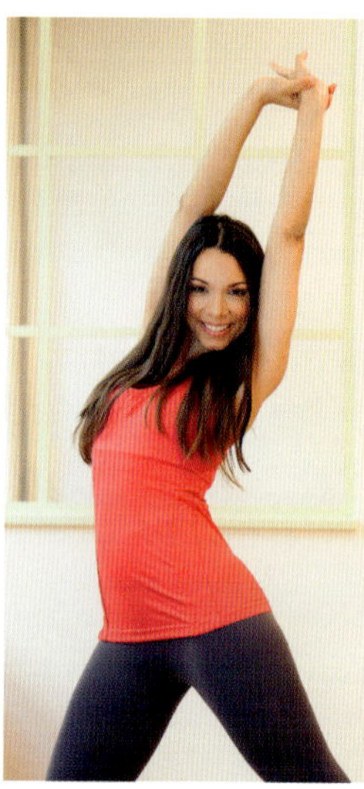

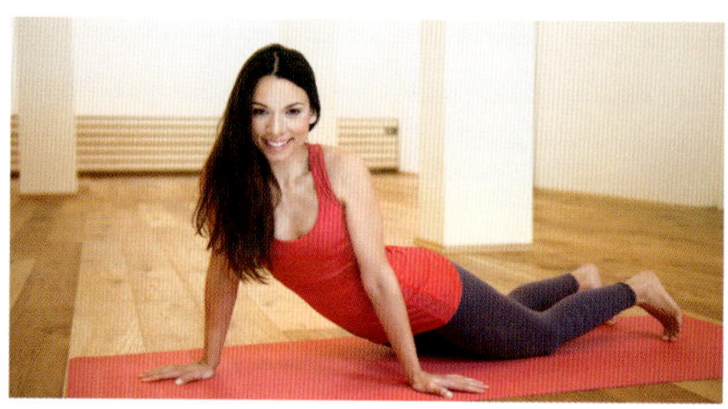

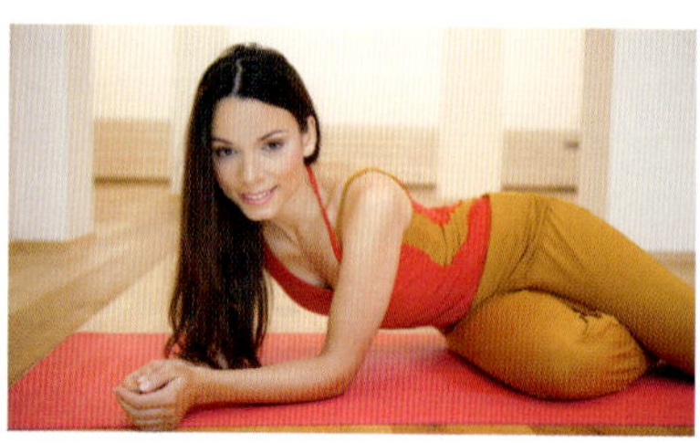

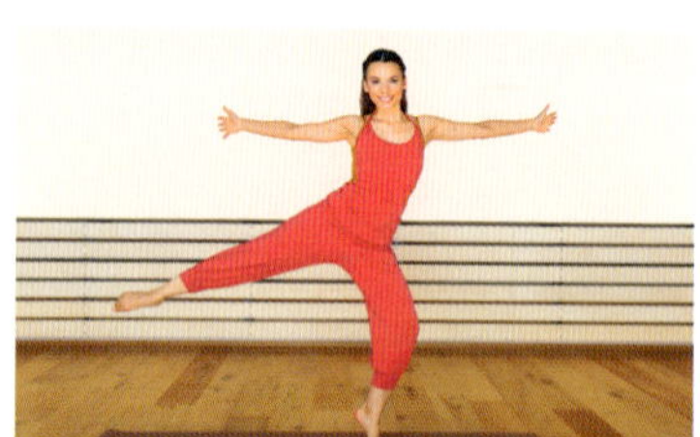

Programm 1: Koffer packen

Flow 1

S. 22

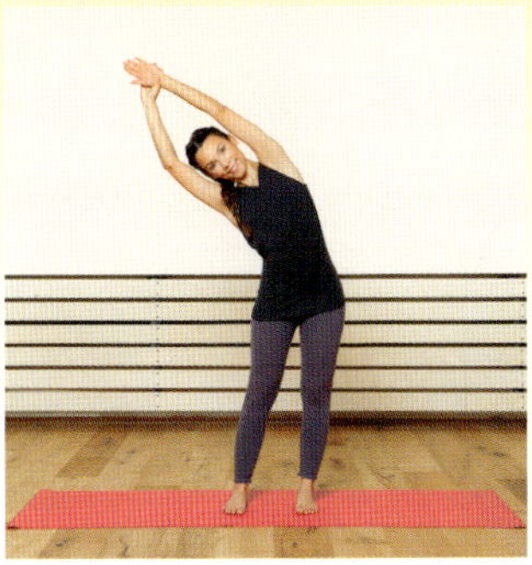

Flow 1

S. 23

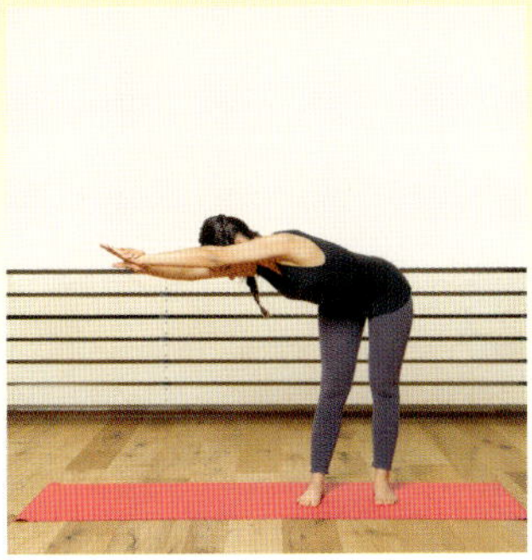

Flow 1

S. 23

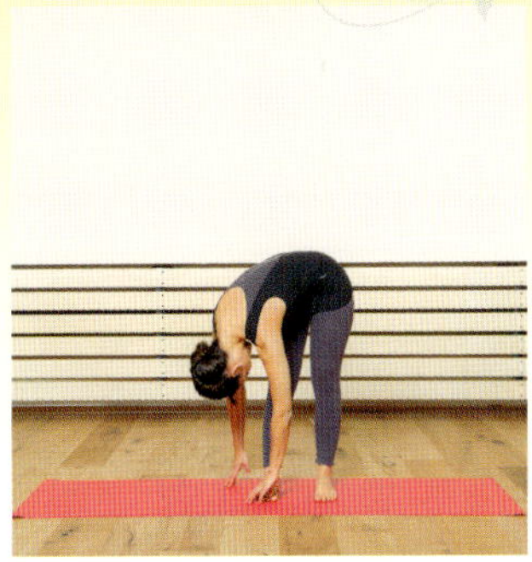

Flow 3

S. 26

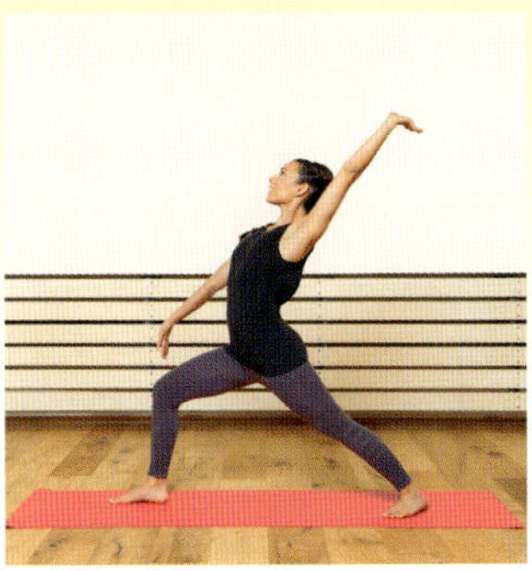

Flow 3

S. 26

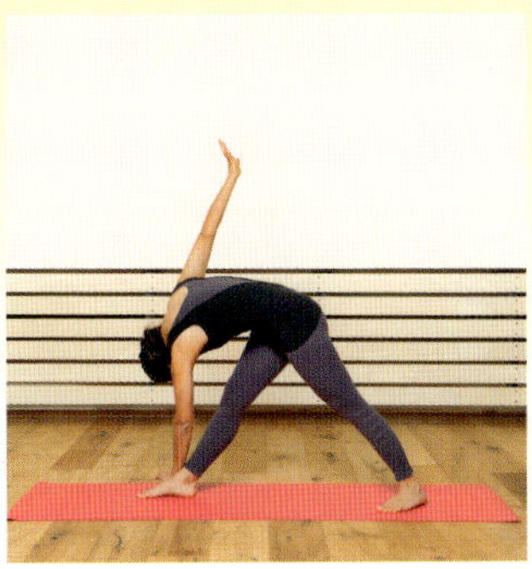

Flow 3

S. 27

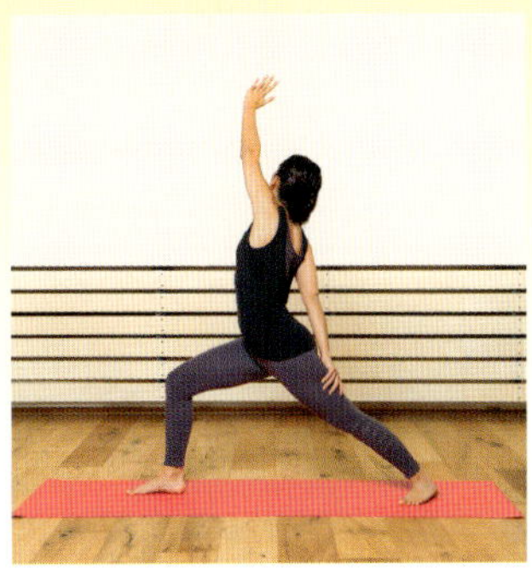

Federschmuck

S. 76

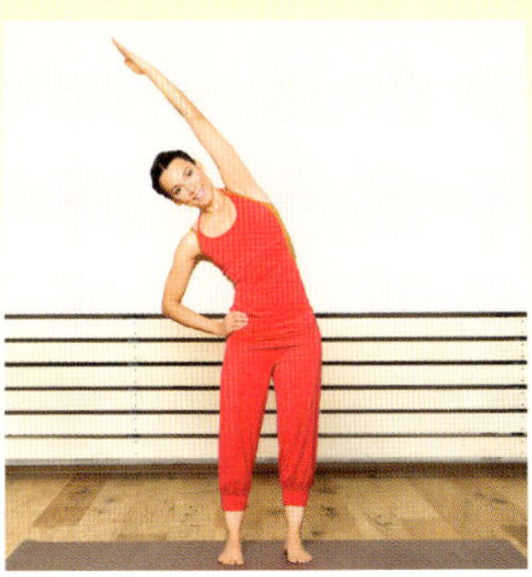

Gummiball

S. 77

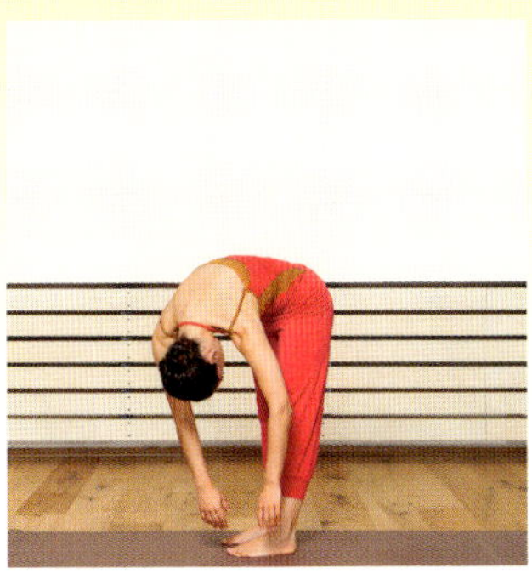

Energie tanken

S. 99

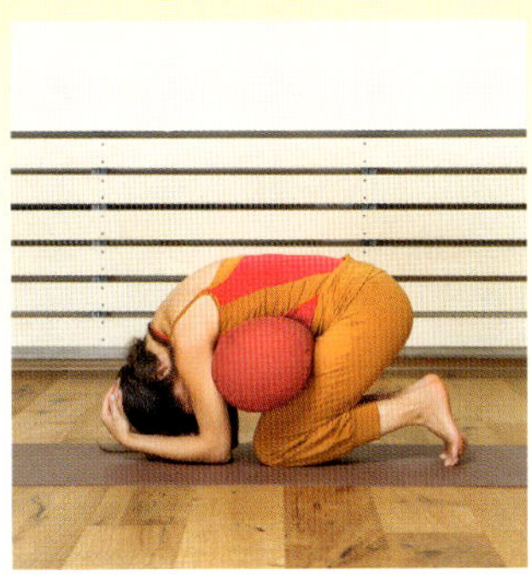

Programm 2: Nur noch einmal schlafen

Den Wellen lauschen

S. 100

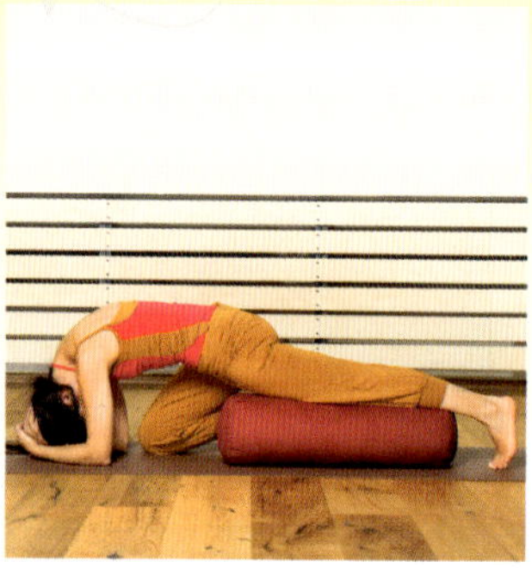

Kaffeepause in Venedig

S. 90

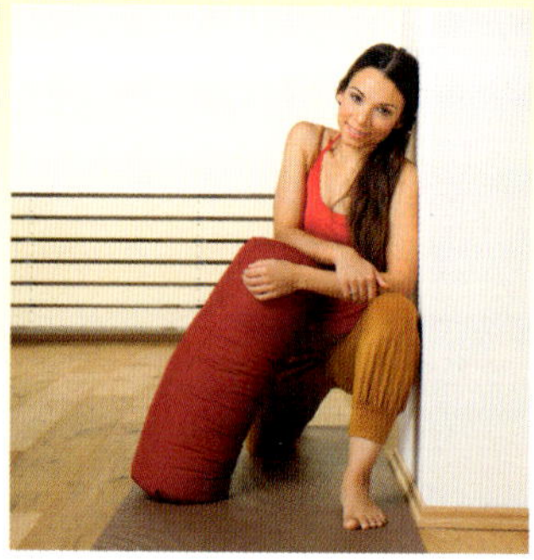

Mehr Meer in Miami

S. 108

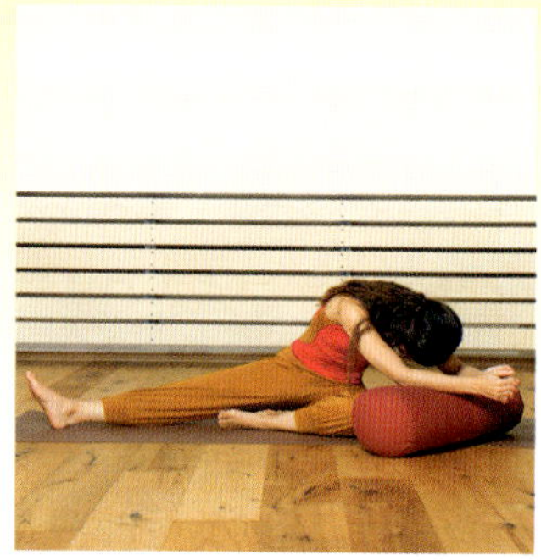

Entspannen in Warschau

S. 104

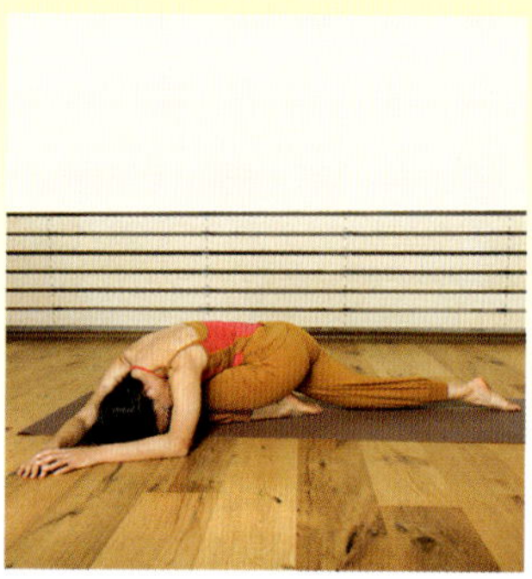

Flow 5

S. 30

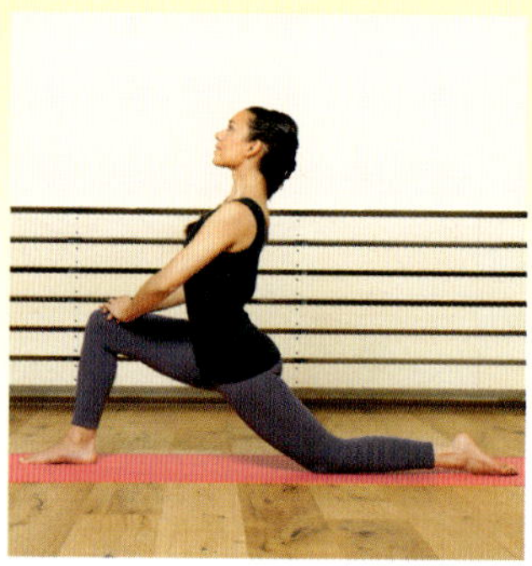

Flow 5

S. 31

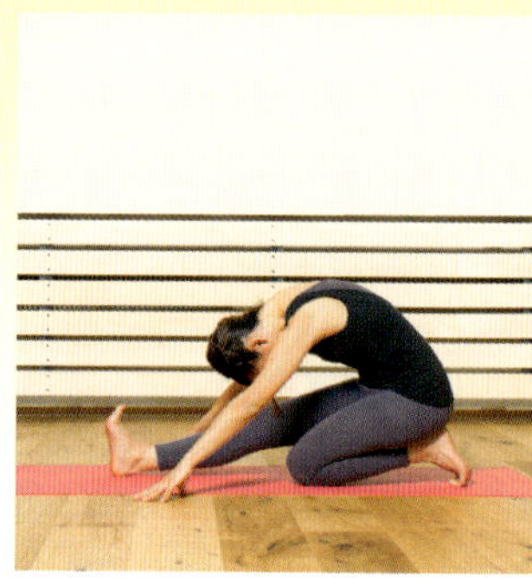

Flow 20

S. 60

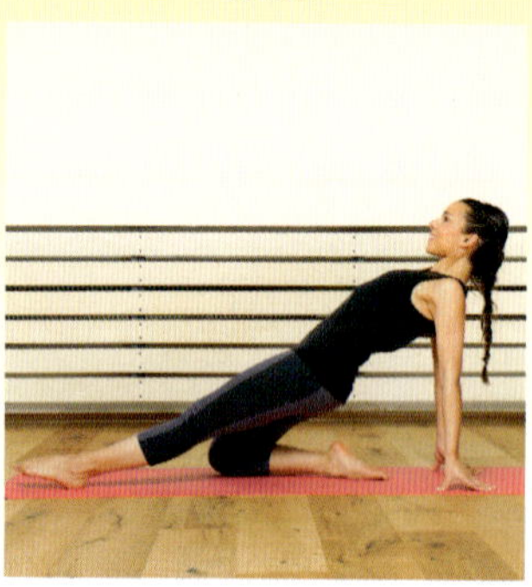

Flow 20

S. 60

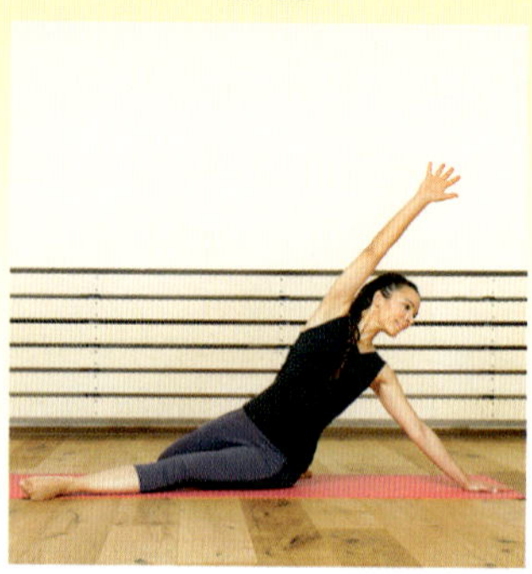

Flow 20

S. 61

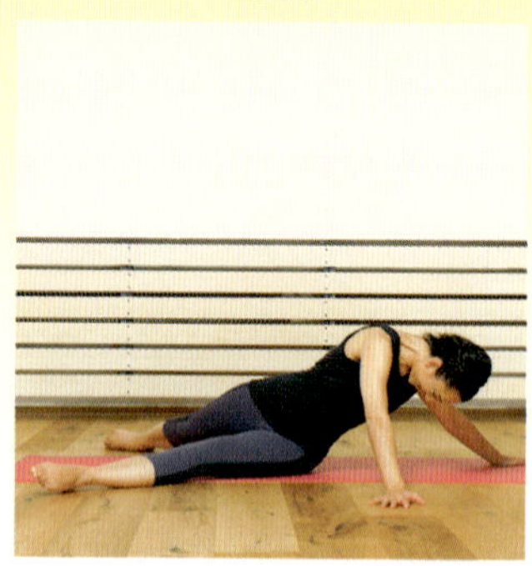

Programm 3: Endlich Urlaub

Rumliegen auf den Felsen

S. 94

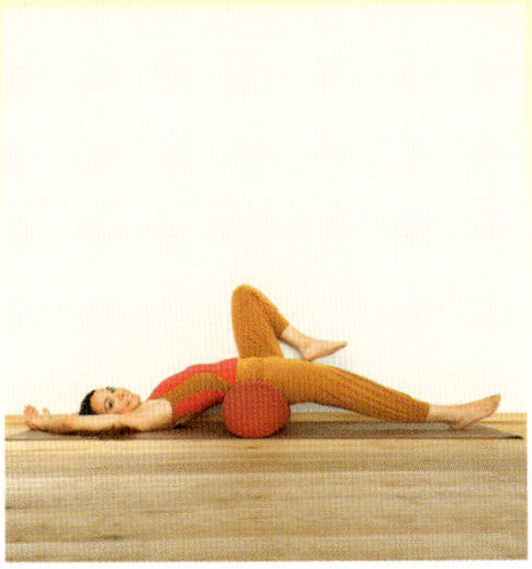

Relaxen in Addis Abeba

S. 101

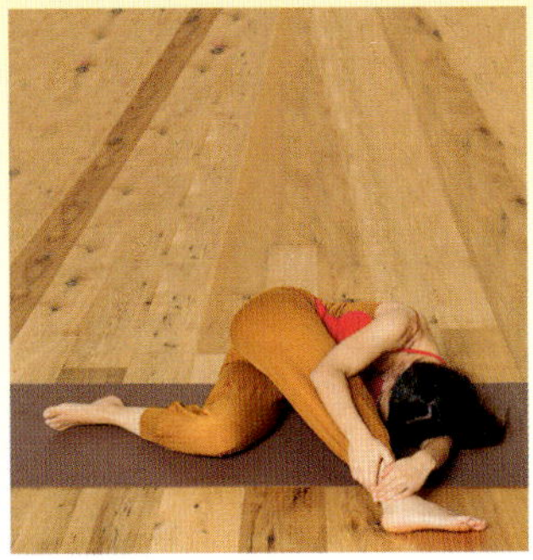

Sich räkeln in Tokio

S. 107

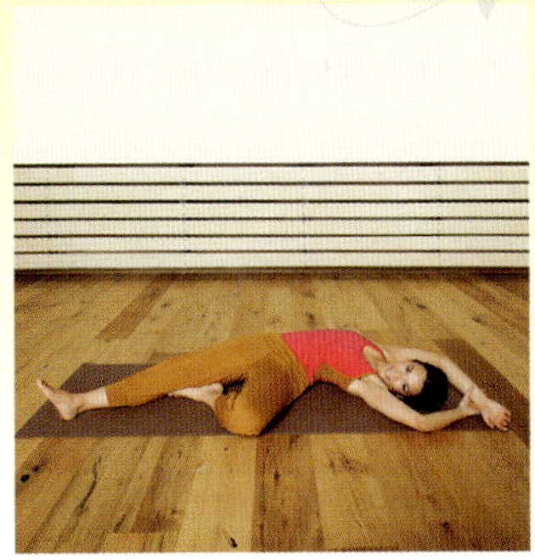

Die Augen schließen in Oslo

S. 110

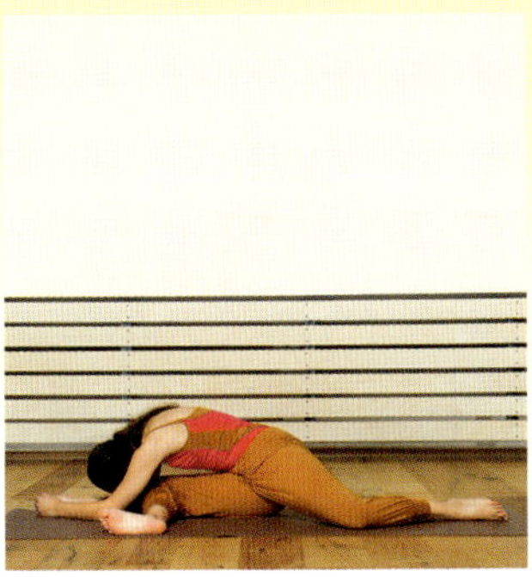

Die Augen schließen in Oslo

S. 110

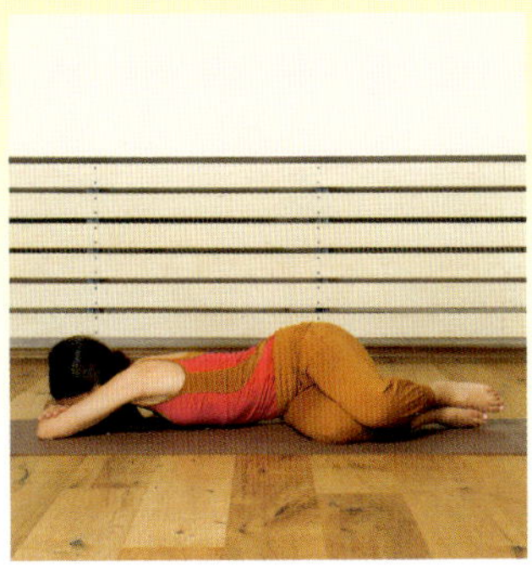

Liegen in La Paz

S. 111

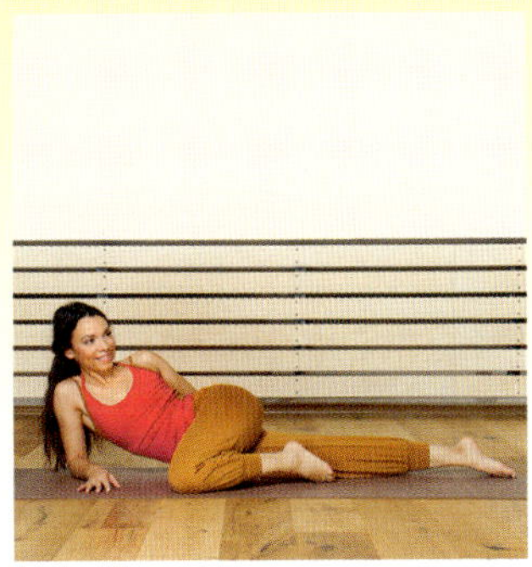

Dem Regen zusehen in Dublin

S. 106

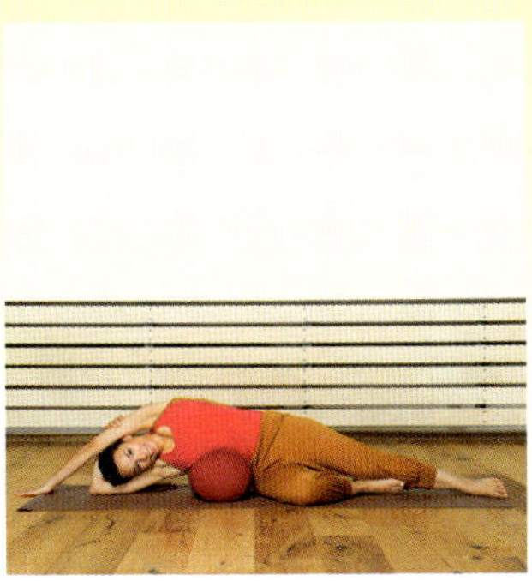

Faulpelzen in Moskau

S. 114

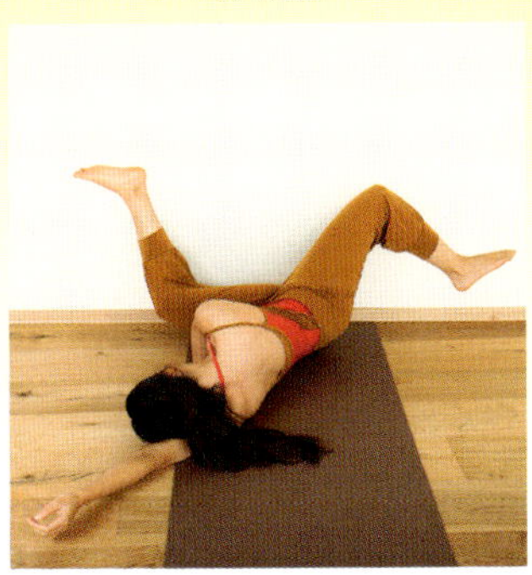

Meine Aussichtsbank

S. 115

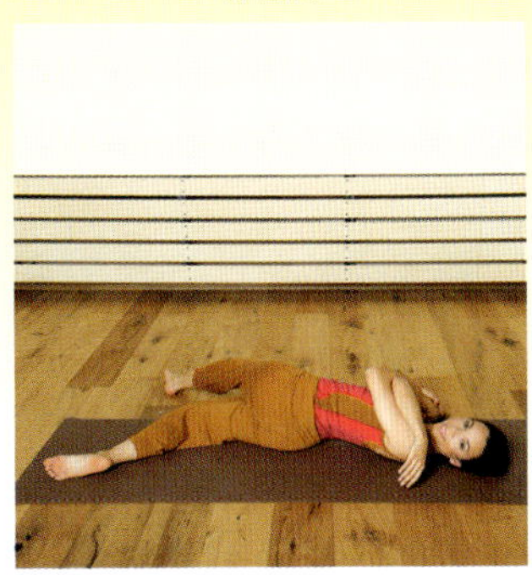

Programm 4: Total aufgeregt

Flow 4

S. 28

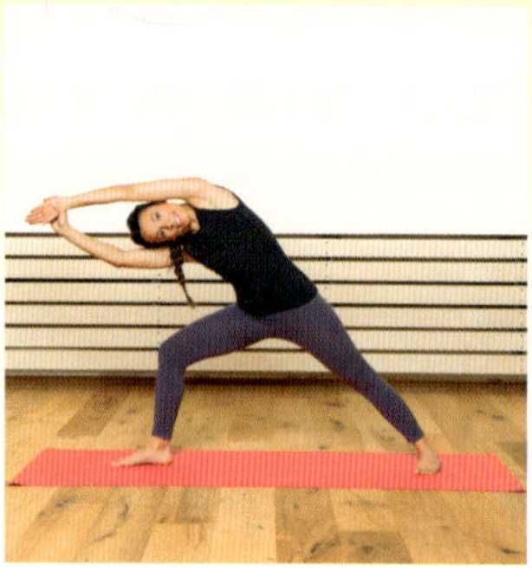

Flow 4

S. 28

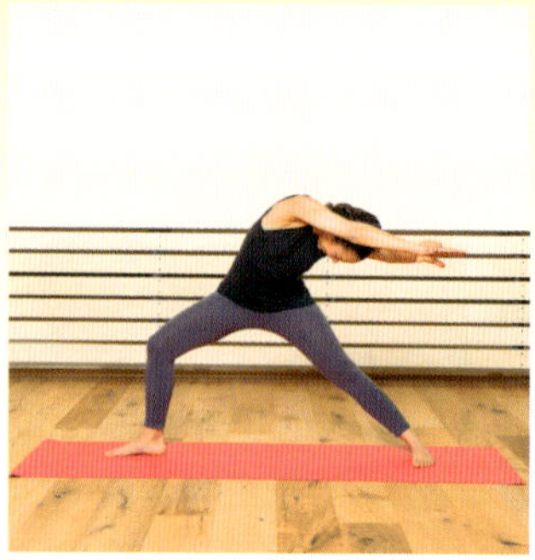

Flow 4

S. 29

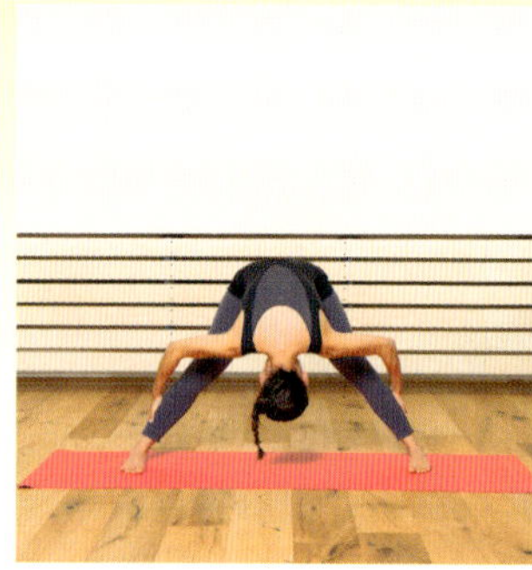

Federleicht

S. 78

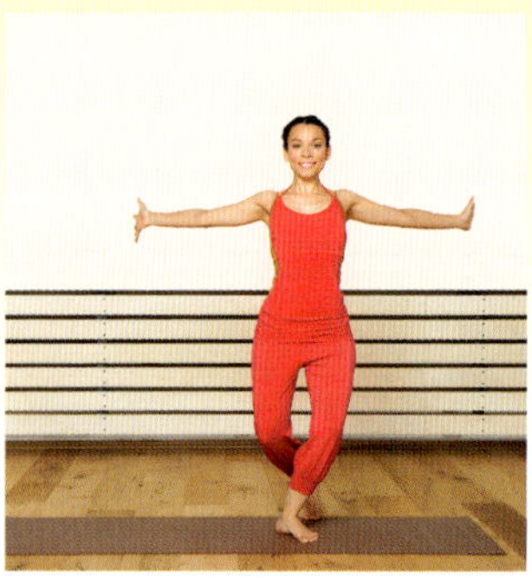

Federleicht

S. 78

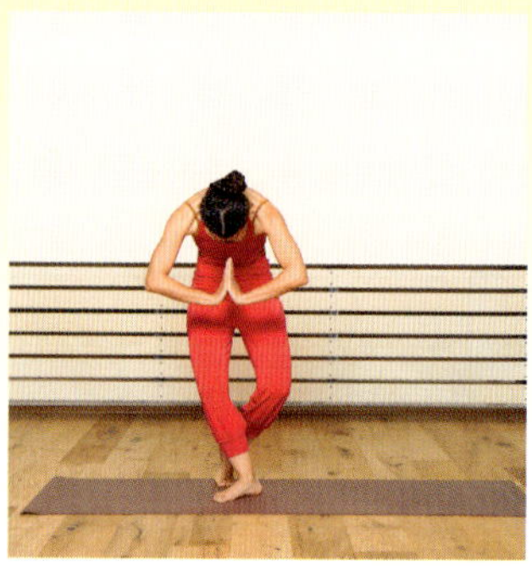

Trampolin

S. 79

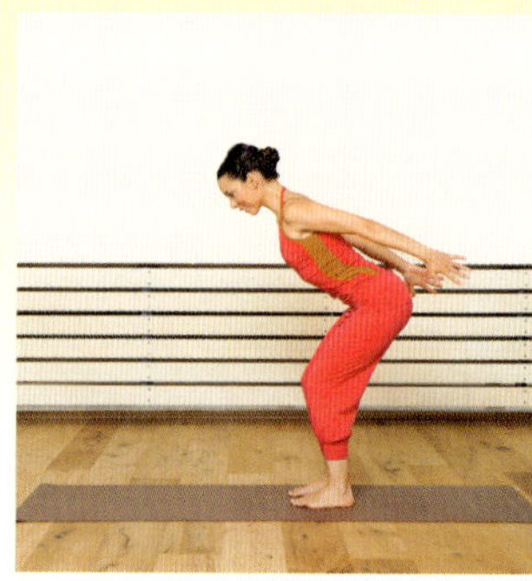

Trampolin

S. 79

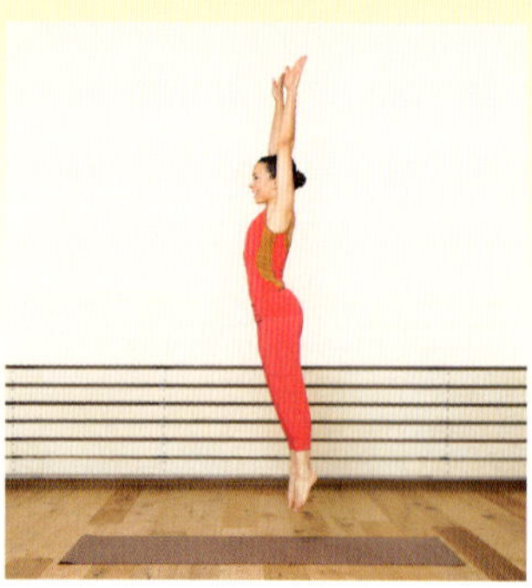

Gummiband

S. 81

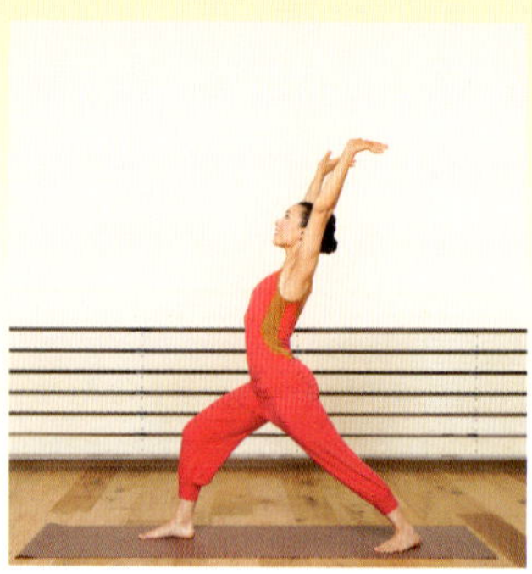

Gummiband

S. 81

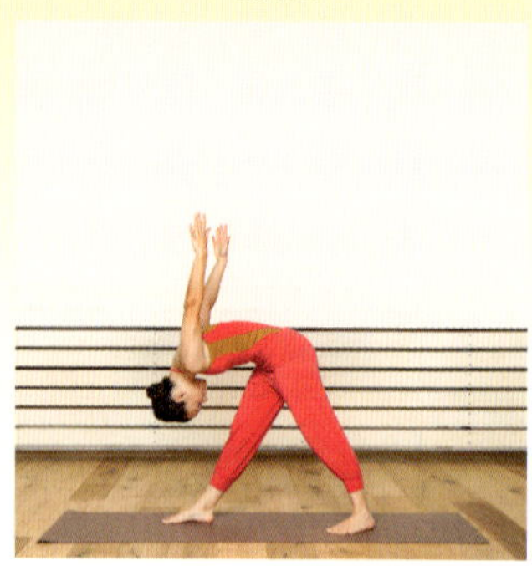

Programm 5: Ab geht die wilde Fahrt

Flow 8

S. 36

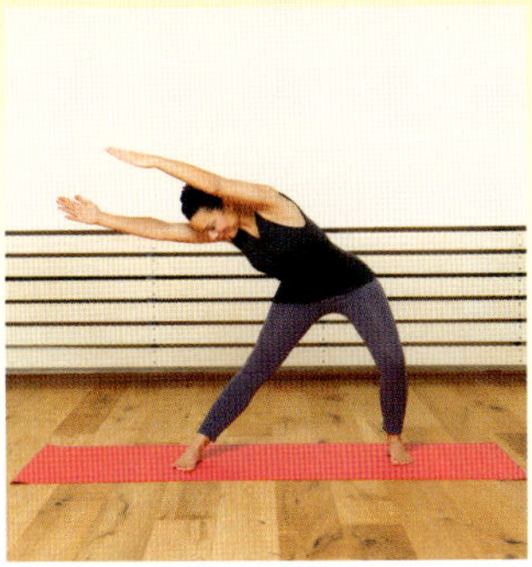

Flow 8

S. 36

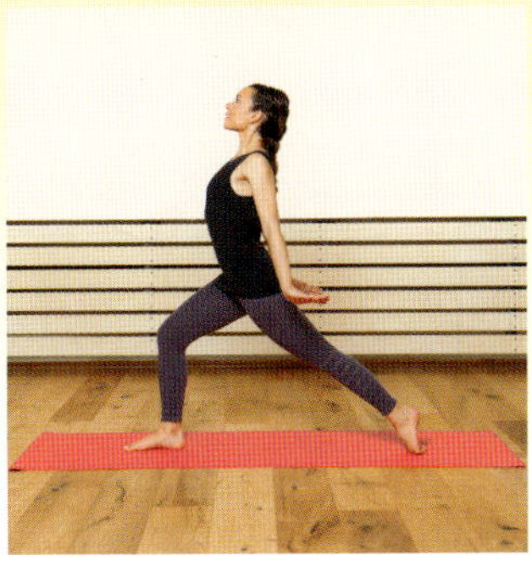

Flow 8

S. 37

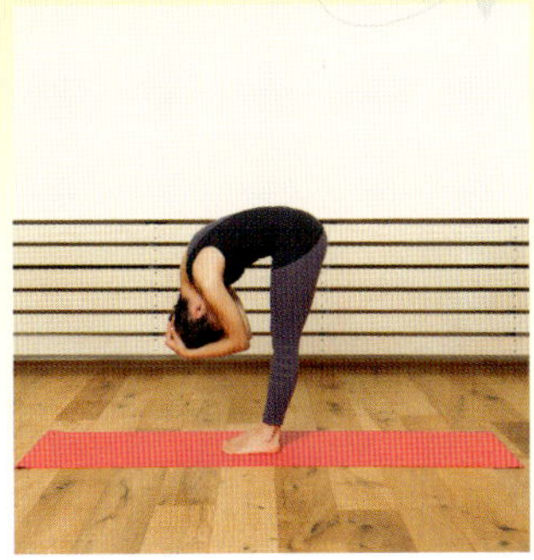

Flow 9

S. 38

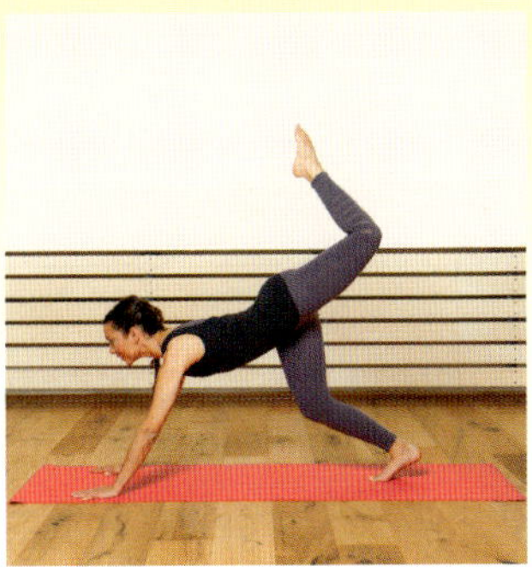

Flow 9

S. 38

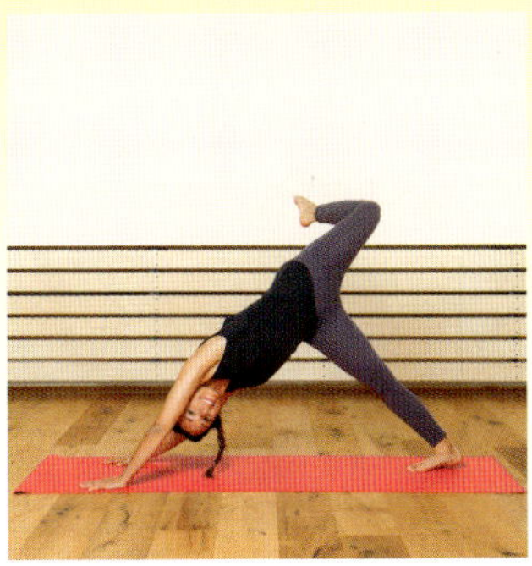

Flow 9

S. 39

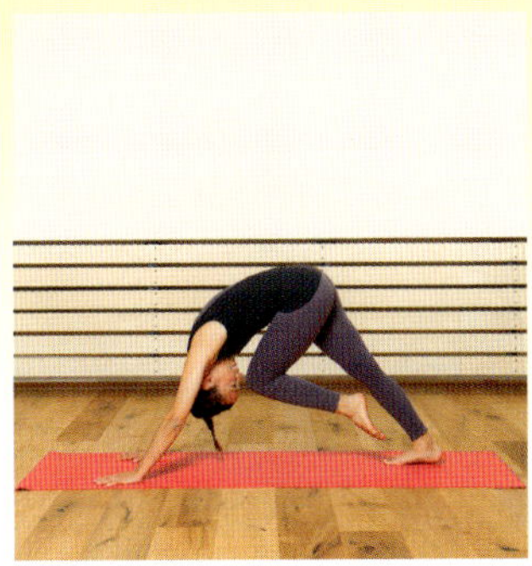

Flow 12

S. 44

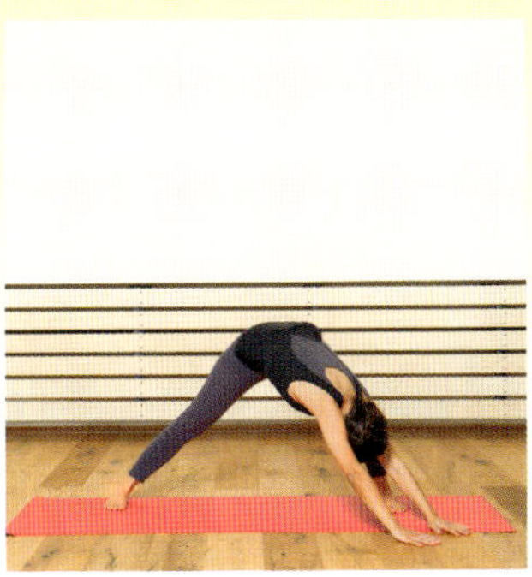

Flow 12

S. 44

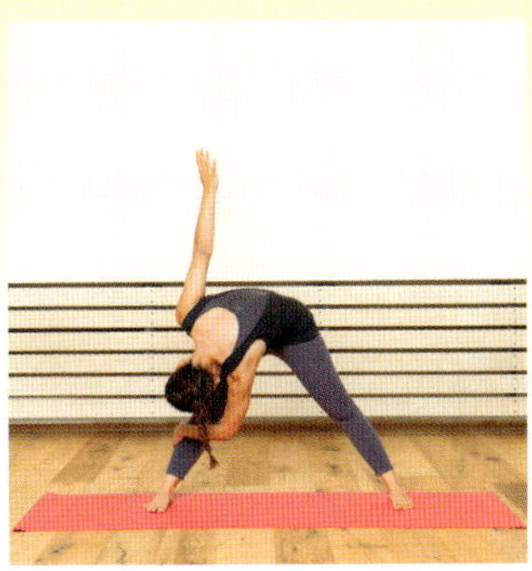

Flow 12

S. 45

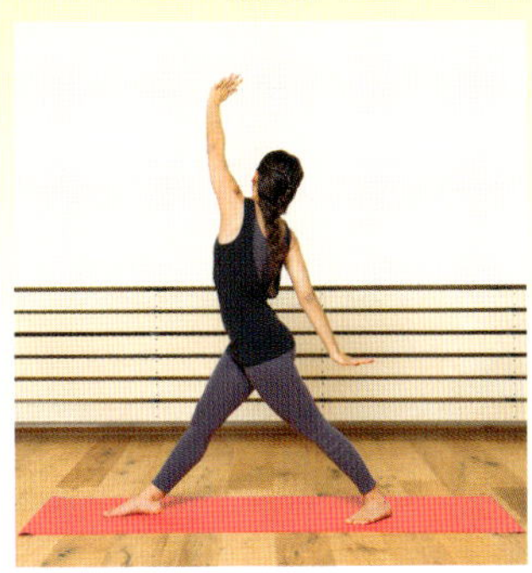

Programm 6: So viele Eindrücke

Flow 14
S. 48
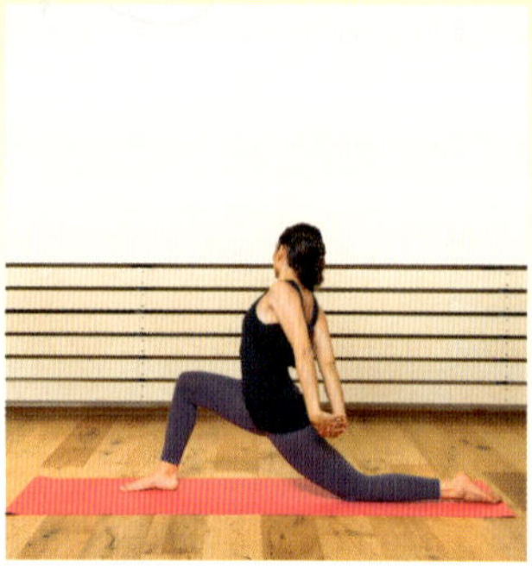

Flow 14
S. 48
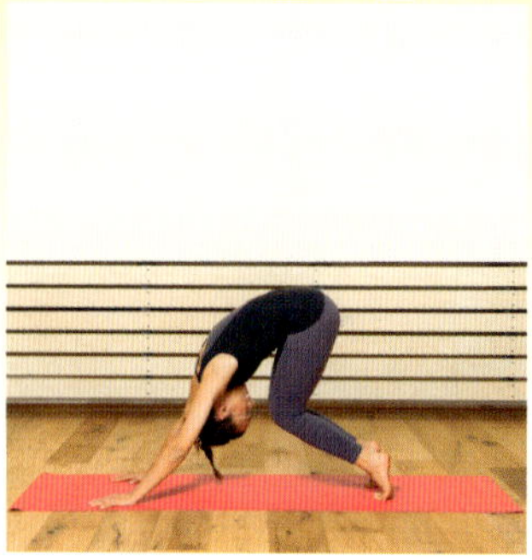

Flow 14
S. 49
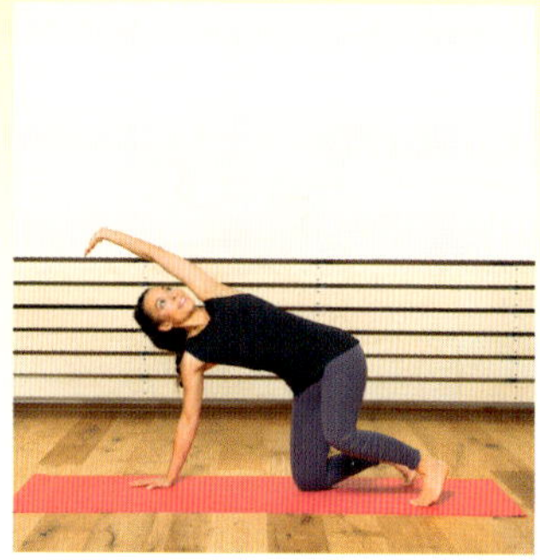

Flow 16
S. 52
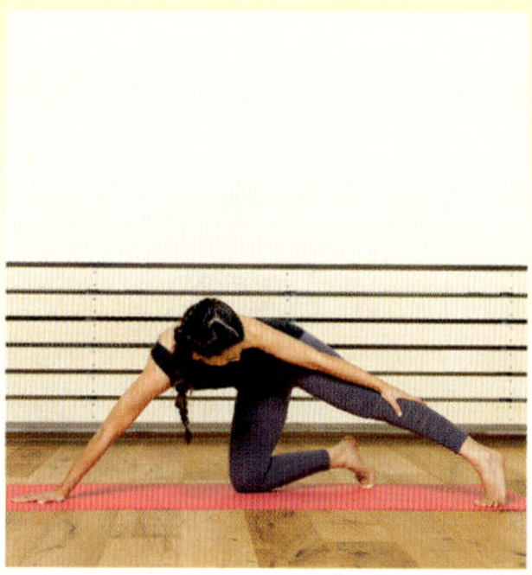

Flow 16
S. 52
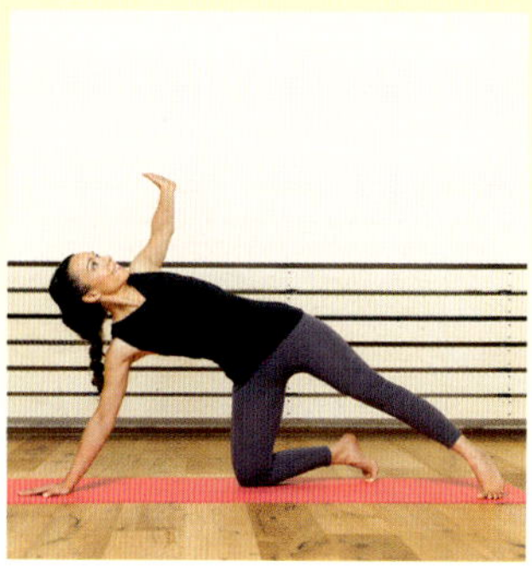

Flow 16
S. 53
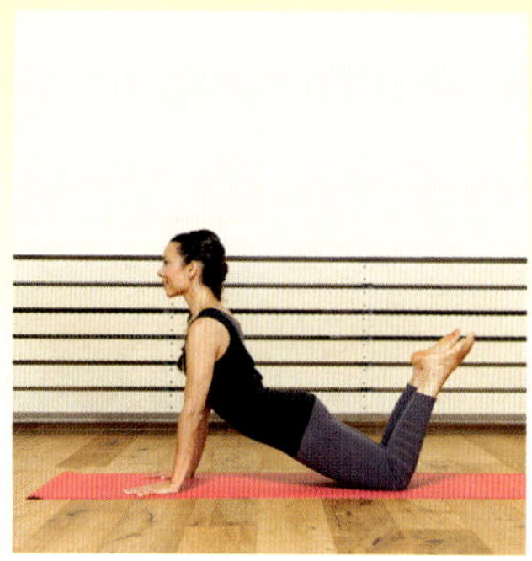

Flow 26
S. 69
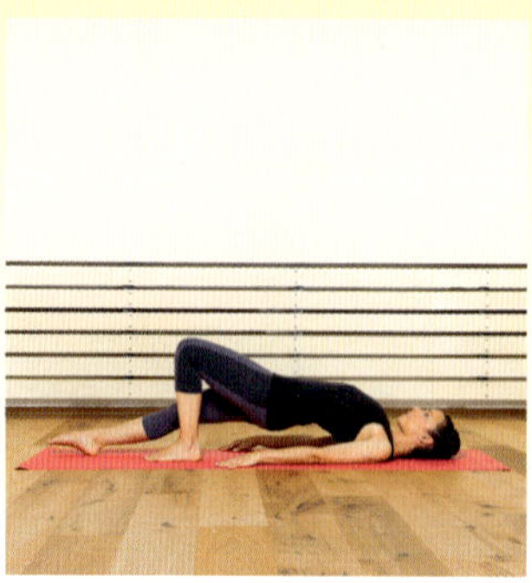

Flow 26
S. 69
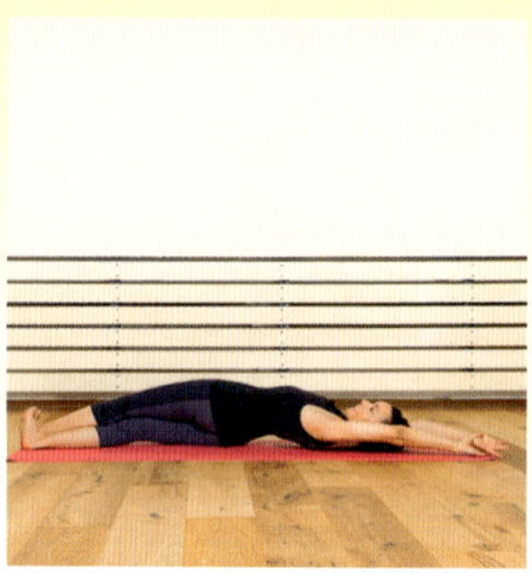

Flow 26
S. 69
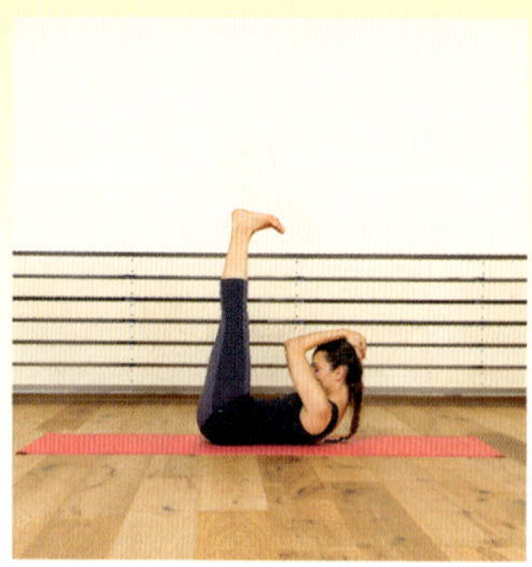

Programm 7: Was für ein Vergnügen

Flow 19
S. 58
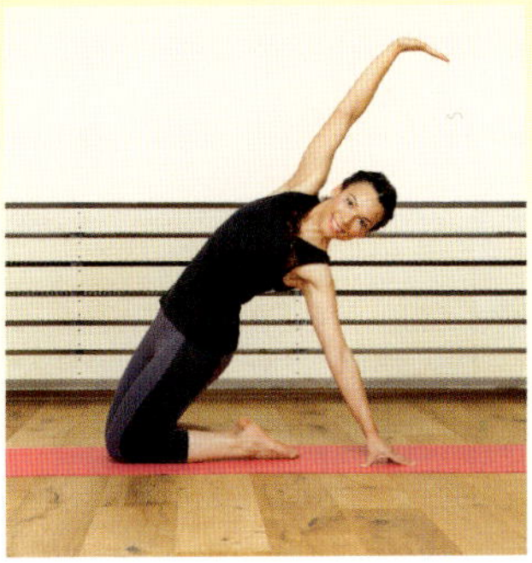

Flow 19
S. 58
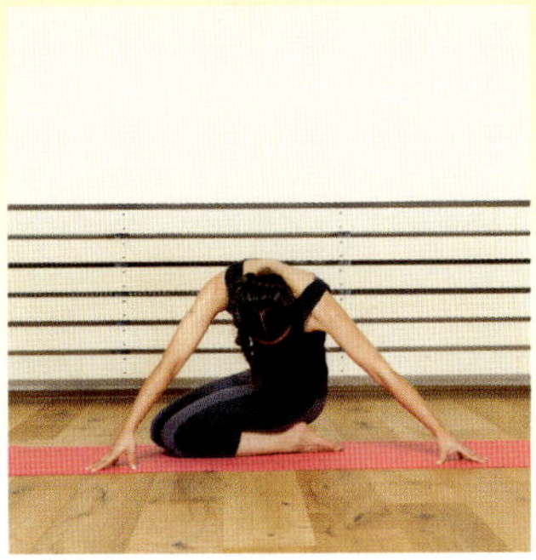

Flow 19
S. 59
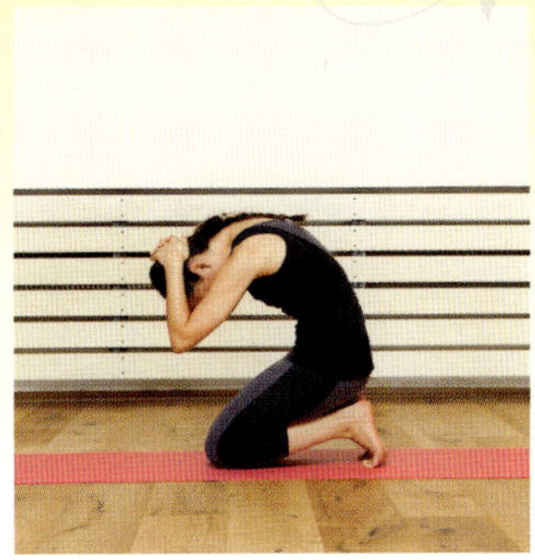

Flow 17
S. 54
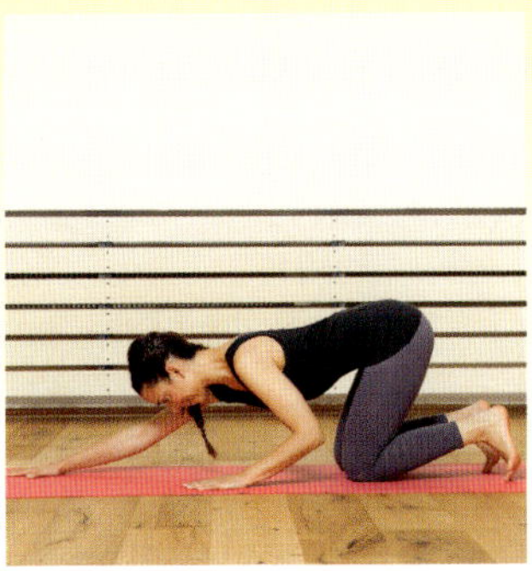

Flow 17
S. 54
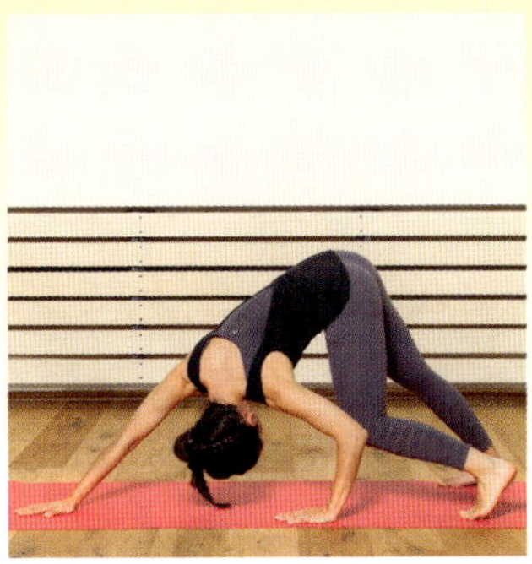

Flow 17
S. 55
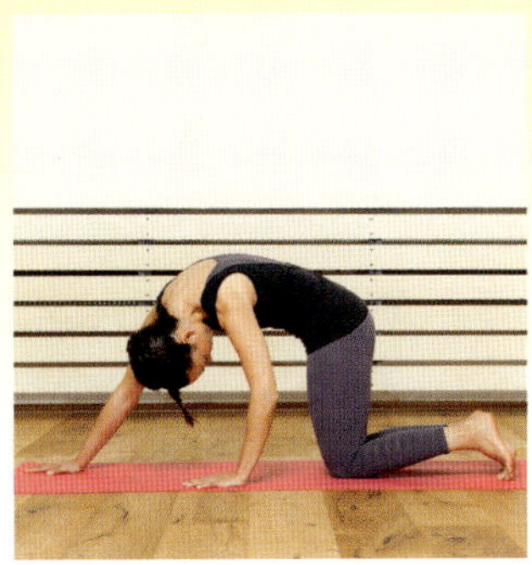

Flow 15
S. 50
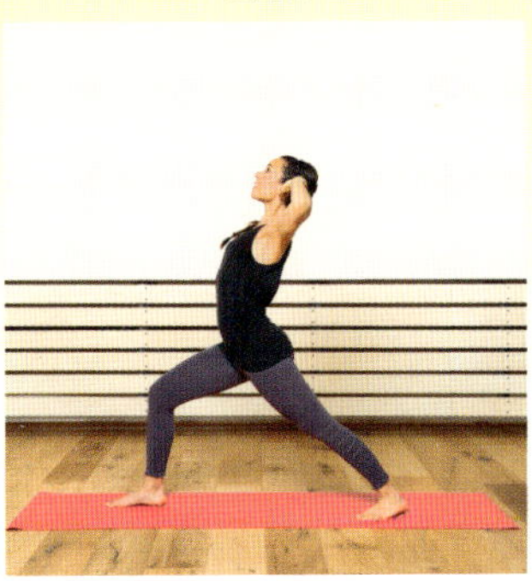

Flow 15
S. 50
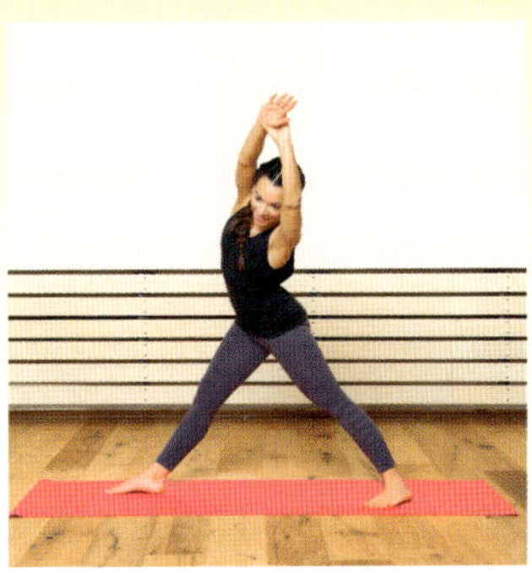

Flow 15
S. 50
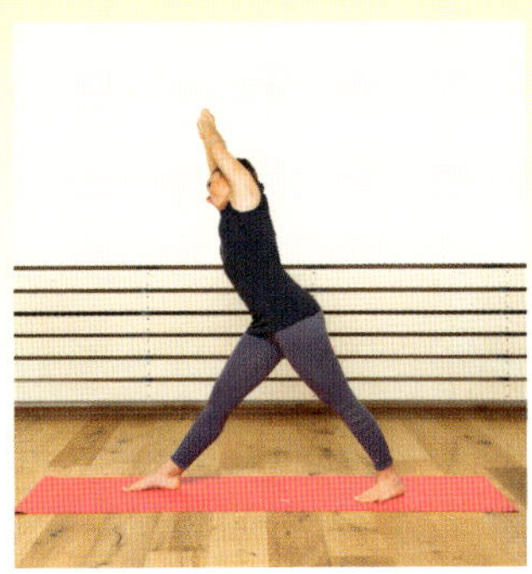

Programm 8: Reisen macht Spaß

Flow 13

S. 46

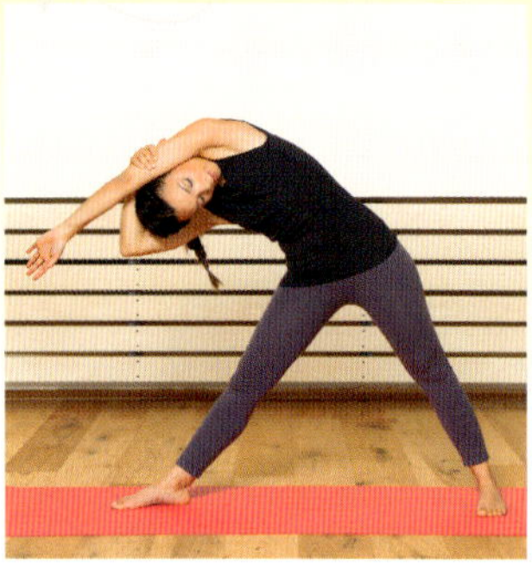

Flow 13

S. 46

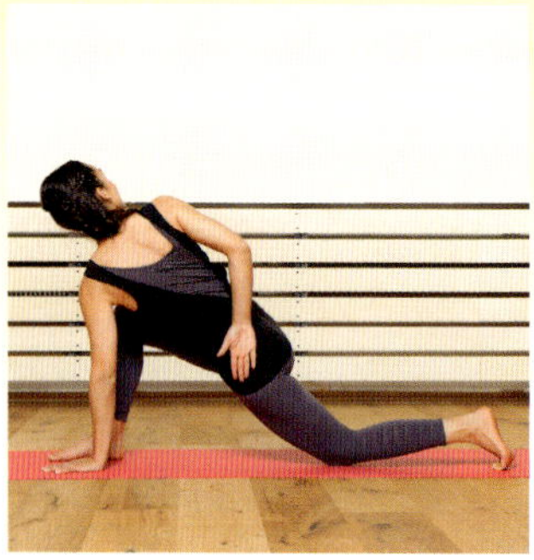

Flow 13

S. 47

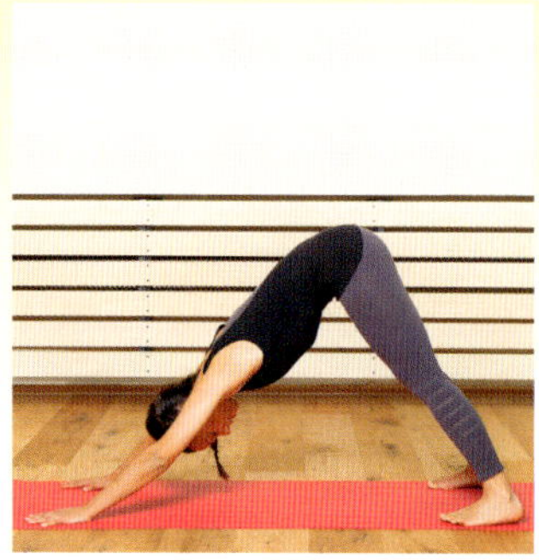

Flummi

S. 82

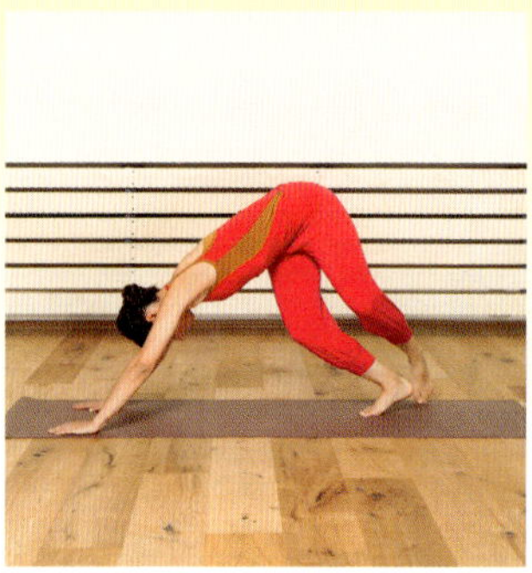

Flummi

S. 82

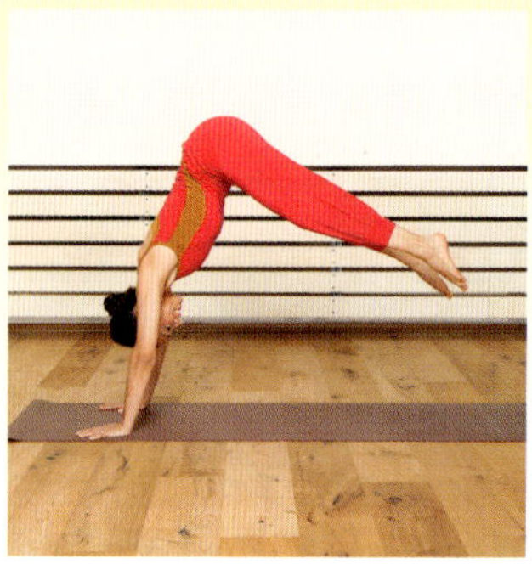

Flummi

S. 83

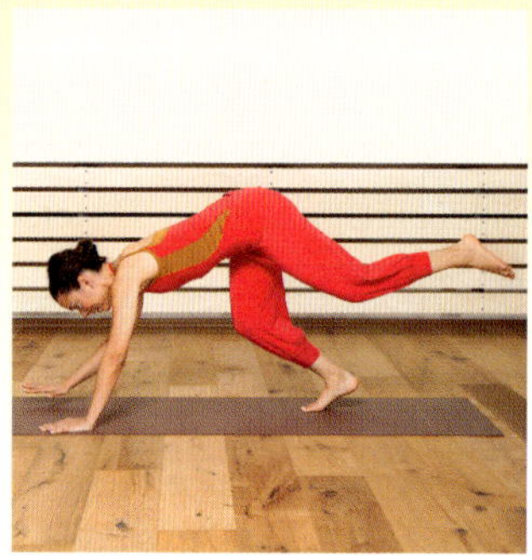

In der Sonne liegen

S. 88

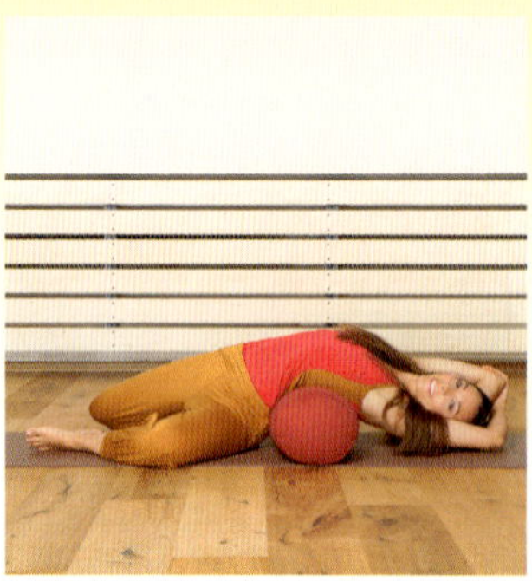

Sitzen am Strand von Santa Barbara

S. 102

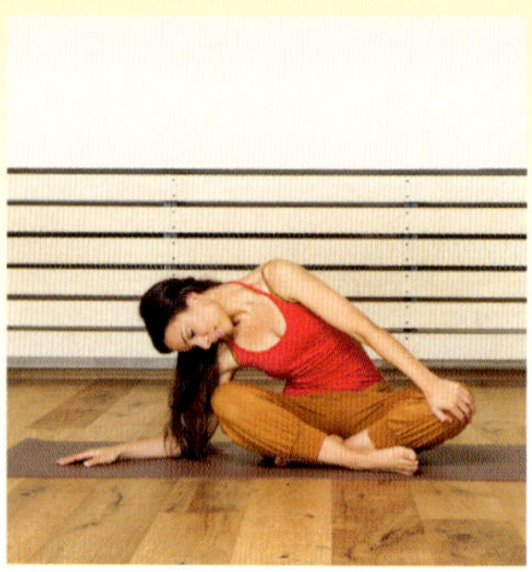

Gemütlich mampfen in Malmö

S. 112

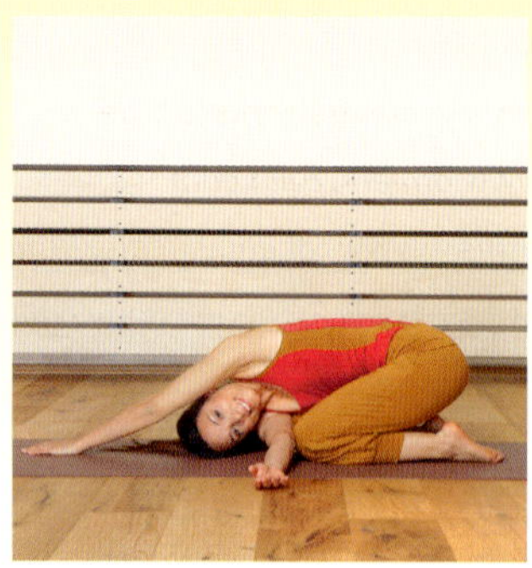

Danksagung

Ich möchte mich bei meiner lieben Schwägerin Gesa Füßle von www.textfuss.de für die textliche Unterstützung und den Feinschliff bedanken. Vielen Dank an Dr. Robert Schleip für das unermüdliche Forschen über die Faszien und das Weitergeben seines Wissens mit viel Humor und Witz. Ohne seine Forschungsergebnisse und eine neue Sichtweise auf den menschlichen Körper wäre dieses Buch nicht entstanden.

Bücher, mit denen ich gearbeitet habe

Anatomy Trains: Tom Meyers

Faszien Fitness: Robert Schleip

Über die Autorin

Amiena Zylla ist seit über 20 Jahren als Yoga- und Pilates-Coach, Tanzpädagogin und Ernährungsberaterin tätig. In den letzten Jahren hat sie zahlreiche Bücher zu den Themen Yoga, Pilates und Fitness veröffentlicht und tritt als Expertin im TV und in eigenen YouTube-Videos auf. Seit über zehn Jahren führt sie erfolgreich ihr eigenes Studio in München, das sich auf Yoga, Pilates, Faszien und Barre Workout spezialisiert hat. In ihrem Studio Amienas Werkstatt bietet sie eine Faszien-Yoga-Lehrerausbildung an.

Kontakt:

www.amienaswerkstatt.de

www.amienazylla.com

https://www.facebook.com/amienaswerkstatt

https://www.facebook.com/Zylla.Amiena

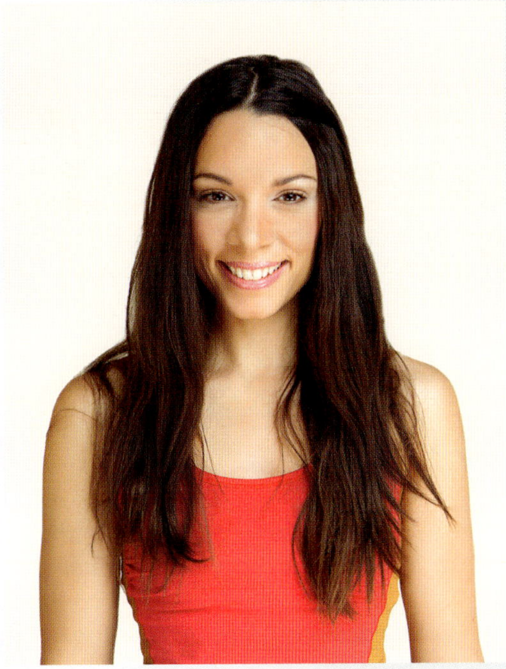

Impressum

Verantwortlich: Marianne Rösler
Redaktion: Anette Späth
Layout: graphitecture book & edition
Repro: Repro Ludwig
Umschlaggestaltung: Ulrike Huber
Herstellung: Anna Katavic
Illustrationen: Jan Philipp Schwarz (www.schwarzmalerei.com)
Make-Up: www.dollys-world-of-make-up.com
Model: Amiena Zylla
Fotolocation: www.amienaswerkstatt.de
Ausstattung des Models: www.wellicious.com
www.yogishop.com
Printed in Slovenia by Florjancic

★★★★★

Sind Sie mit diesem Titel zufrieden?
Dann würden wir uns über Ihre Weiterempfehlung freuen.
Erzählen Sie es im Freundeskreis, berichten Sie Ihrem Buchhändler, oder bewerten Sie bei Onlinekauf. Und wenn Sie Kritik, Korrekturen, Aktualisierungen haben, freuen wir uns über Ihre Nachricht an Bruckmann Verlag, Postfach 40 02 09, D-80702 München oder per E-Mail an lektorat@verlagshaus.de.

Unser komplettes Programm finden Sie unter:

www.bruckmann.de

Alle Angaben dieses Werkes wurden von den Autoren sorgfältig recherchiert und auf den neuesten Stand gebracht sowie vom Verlag geprüft. Für die Richtigkeit der Angaben kann jedoch keine Haftung übernommen werden.

Bildnachweis: Alle Bilder auf dem Umschlag sowie im Innenteil stammen von Sylwia Makris.
Die Deutsche Nationalbibliothek verzeichnet diese Publikation in der Deutschen Nationalbibliografie; detaillierte bibliografische Daten sind im Internet über http://dnb.d-nb.de abrufbar.

2. durchgesehene Auflage

ISBN 978-3-7654-8992-1